粤西名医临证经验拾遗

主编 蔡　柏　　廖凯明

编委　王伯章　肖　波　黎治荣　潘金辉
　　　　　招仕富　张　帆　余恒旺　洪杰斐
　　　　　庄日喜　吴　洪　刘　强　詹锐文
　　　　　黄培容　戴兆燕　钟康华　赵　恒
　　　　　黄　坚　陈康桂　王　华　蒋文艳
　　　　　蔡怡敏　刘晓晶　师　庆

全国百佳图书出版单位
中国中医药出版社
·北京·

图书在版编目（CIP）数据

粤西名医临证经验拾遗 / 蔡柏，廖凯明主编 . —北京：
中国中医药出版社，2021.1

ISBN 978 – 7 – 5132 – 6530 – 0

Ⅰ . ①粤… Ⅱ . ①蔡… ②廖… Ⅲ . ①中医临床—经
验—中国—现代 Ⅳ . ① R249.7

中国版本图书馆 CIP 数据核字（2020）第 228484 号

中国中医药出版社出版

北京经济技术开发区科创十三街 31 号院二区 8 号楼
邮政编码 100176
传真 010-64405721
三河市同力彩印有限公司印刷
各地新华书店经销

开本 880 × 1230 1/32 印张 9.25 字数 238 千字
2021 年 1 月第 1 版 2021 年 1 月第 1 次印刷
书号 ISBN 978 – 7 – 5132 – 6530 – 0

定价 48.00 元
网址 www.cptcm.com

社 长 热 线 010-64405720
购 书 热 线 010-89535836
维 权 打 假 010-64405753

微信服务号 zgzyycbs
微商城网址 https://kdt.im/LIdUGr
官 方 微 博 http://e.weibo.com/cptcm
天猫旗舰店网址 https://zgzyycbs.tmall.com

如有印装质量问题请与本社出版部联系（010-64405510）

序

　　中医药在粤西地区有着良好的群众基础，深受百姓的喜爱和信赖。近半个世纪以来，这片红土地培养了众多名医，可谓人杰地灵，名医辈出！他们有的出身中医世家，乃名家之后，也有不少人是中医院校科班培养。这些名医精研经典，深耕医道，博采众方，各有所长，医治百姓无数，救人生命众多，积累经验丰富，群众口碑颇佳。惜至今尚未有一本总结这些名医经验之集；况多位名医年事已高，有的身患重疾，数十年临证心得和珍贵经验如不及时整理，恐将遗失。本人作为湛江市中医药学会会长暨名医学术传承专业委员会主任委员，自告奋勇，主动承担其责，借广东省名中医传承工作室之便，与廖凯明医生一同收集整理粤西地区名医的学术思想、用药经验、临床体会、治验病案，编撰成册，其目的是经验总结，同道交流，后学传承，创新发展，为百姓健康服务。

　　因时间仓促，人力所限，有众多名医的独到学术成果和验方验药无法全面收集，亦深感遗憾。值本书出版发行之际，本人倍感各位名医不吝传经献方，造福后学和百姓之举。谨此致敬！

蔡柏于 2020 年冬

前言

　　中医学的生命力在于临床实践，而临床实践的长期积累和总结，便会形成学术经验。目前，大多数中医从业者只是在某一专项或某一方面有所专长。人的精力毕竟有限，其所见所闻的病例也是有限的，经验的积累也是有限的，故为中医从业者提供丰富的一手临证经验颇为重要。在蔡柏教授名医工作室牵头下，以广东省名中医、粤西地区名中医作为研究对象，遴选出一批临床经验丰富的名家，对其学术思想、临证经验加以归类整理，本书应运而生。

　　本书的每位医家下设医家简介、临床特色、方药体悟、典型案例，内容翔实可读，填补了粤西地区系统研究名中医学术思想的空白，也响应了国家名中医传承、建立地区中医强市政策，深化了中医传承领域临床经验的积累。

　　相信本书对中医从业者会有很好的参考和指导作用。

《粤西名医临证经验拾遗》编委会

2020 年 10 月

目录

蔡柏 未病先防，脾胃为本

王伯章 六经辨证，主证为先

肖波　精于肺病，善疗久咳

黎治荣　四诊合参，辨证论治

潘金辉　调理气机，肝脾同治

招仕富　温阳扶正，肝肾同源

张帆　妇科圣手，调经促孕

余恒旺　调节阳气，引火归元

洪杰斐　主调阴阳，执简驭繁

庄日喜 临证求因，遣方效佳

吴洪 内外兼施，阴阳平衡

詹锐文 善用经典，精准辨证

黄培容　中西结合，专于脾胃

刘强　精细辨证，气血为本

戴兆燕　调节气机，祛痰化饮

钟康华　中西结合，精通术科

赵恒　阴阳平衡，五脏调和

王华　善用经方，时方并用

蔡柏

未病先防，脾胃为本

医家简介

蔡柏，男，1956 年出生；教授，主任中医师，广东省名中医，硕士研究生导师，广东省首届中医师承项目指导老师；广东省中医药学会理事，广东省中医药学会内科专业委员会副主任委员，湛江市中医药学会会长，湛江市医学会副会长，湛江市科学技术专家咨询委员会专家。

蔡柏教授毕业于广州中医药大学，从事中医内科临床工作40 年，擅长胃肠病、老年病及咳嗽等疾病的治疗，对消化性溃疡、上消化道出血、慢性胃炎、慢性结肠炎、功能性肠病、呕吐、便秘、泄泻等能够采用辨证施治与中西医结合的方法治疗，临床经验丰富；并运用中医补肾法治疗老年性高血压病、脑动脉硬化症，疗效良好；同时对中医养生与治未病亦颇有研究。

蔡柏教授先后获得全国医药卫生系统先进个人、广东省优秀中医院院长、广东省行风建设先进个人、广东省劳动模范、广东省名中医、广州中医药大学优秀研究生导师、湛江市"百佳"优秀共产党员、湛江市优秀科技工作者、湛江市十大新闻人物等荣誉称号，获"中国医师奖"提名奖，当选广东省第十次党代会代表。

蔡柏教授十分注重积累和总结临床经验，积极参与科研工作，先后主持和参与 10 多项科研课题研究，获湛江市科技进步奖二等奖 1 项、三等奖 3 项，发表学术论文多篇，主要著作有《药用蕈菌》《中医特色疗法》《红土杏林》《杏林情》。

临床特色

从医以来，蔡柏教授研读《黄帝内经》，颇得要旨。蔡柏教授致力于仲景学说的研究和经方临床应用，崇尚李东垣脾胃学说，能充分运用传统中医药的特色和优势，紧密结合现代医学科学技术，在消化内科疾病的治疗与老年病的防治等方面疗效显著；尤其是采用中医方法治疗功能性消化不良胃动力障碍、幽门螺杆菌相关性胃炎、慢性结肠炎等疾病效果明显，并形成了一套中医诊治消化性溃疡疾病的诊疗规范。其学术思想和临证经验主要体现在以下几方面。

治病必求于本，勿忘标本兼治：脾胃病多属本虚标实之证。脾病之本多虚，主要责之气虚、阳虚，临床表现分为两个方面：一为脾运化功能的减弱，常见脘腹胀满、食后尤甚、口不知味、便溏、肢体浮肿等；二为气血生化不足，常见肢体倦怠、精神不振、面色萎黄、懒言等。胃病之本多实，主要责之胃热、胃实。

审证必求于因，重视辨证论治：饮食失宜、饥饱失常、肝郁气滞常是脾胃病发病之因。当今社会，生活节奏的加快和工作生活压力的加大，不同程度地影响着人们的心情，改变着人们的饮食规律，有的嗜食酸辣，有的经常大量饮酒，有的不吃早餐，有的暴饮暴食等。这些均可导致脾胃病的发生或反复发作。因此，临床审证必求于因。

辨证论治是中医学的灵魂，脾胃病的治疗尤要重视辨证论治。举例而言，胃痛寒邪客胃证，见胃痛喜温恶冷，宜选良附丸加减；饮食伤胃证，见胃痛进食尤甚，宜选保和丸加减；肝气犯胃证，见胃痛随情绪波动，宜选柴胡疏肝散加减；肝胃郁热证，见胃痛口苦躁烦，宜选丹栀逍遥散加减；瘀血阻胃证，见胃刺痛且固定，宜选丹参饮合失笑散；脾胃虚寒证，见胃痛喜温喜按，宜选黄芪建中汤加减；胃阴不足证，见胃痛口干欲饮，宜选一贯煎合芍药甘草汤。

突出整体观念，力求脏腑和谐：脾胃病病位虽在脾胃，却涉及肝、肾、肺诸脏，此乃中医学之整体观念。五脏之中，唯肝与脾胃关系甚密。肝属木，脾胃属土，生理上木克土，病理上常见肝气犯胃、肝胃郁热等木土不和之证。因此，治疗脾胃病必须辅以疏肝理气之品，"治肝可以安胃"。同时根据脾虚、肝郁、胃滞的病理特点，在治法上，蔡柏教授提出"脾宜健、肝宜疏，胃宜和"的学术观点。

辨别寒热错杂，善于寒温并用： 临床中常可见到胃热脾寒的情况，症见胃脘灼热痛、口苦口臭、大便稀烂、舌质淡苔黄等，辨证当属寒热错杂，胃热脾寒证，治疗当清胃热、暖脾寒，寒温并用，临证常选乌梅丸加减。

运用异病同治，彰显中医治法： 异病同治是指不同的疾病在其发展过程中，由于出现了相同的病机，因而采用同一方法治疗的法则。如腹痛与胃痛属于不同的疾病，临床出现相同的肝郁气滞病机，治疗就可以选用同样的治法（疏肝理气）和方药（柴胡疏肝散）。

重视湿热互结，力求湿热尽去： 因脾虚生湿，湿郁阻滞气机又可化热，故形成湿热蕴结之证。湿为阴邪，热为阳邪，病理矛盾交错，病难速已。治疗上祛湿当以温药和之，助脾运以化湿；清热宜用苦寒，用清热药宜中病即止，过则苦寒损伤脾气、脾阳，热减宜及时加入健脾利湿之品，以治其本；同时佐以疏肝理气之品，气行则湿行，湿去则热无所存。蔡柏教授运用这一观点治疗湿热黄疸等多种湿热病证，疗效卓著。

证见胃阴不足，用药轻灵甘凉： 脾胃疾病见于胃阴虚者，多因热性病（包括热性传染病）后期，高热伤阴，或胃病过用温燥之品而伤阴，或素体阴虚内热及其他疾病伤及胃阴所致。而理气过于温燥则伤阴，养阴过于滋腻则助湿，故对胃阴虚的遣方用药当药味宜轻，用量宜小，轻灵不蛮补，并据脾胃气阴关系，在养胃阴的基础上酌加益气而不温燥的药物，对于脾胃阴虚证的治疗，收效显著。

方药体悟

一、单味药

1. 生姜

性味归经：辛，微温；归肺、脾、胃经。

体悟：生姜可用单味切碎加红糖煮汤，治疗风寒感冒。生姜配半夏和胃止呕，解半夏、南星毒。生姜汁可化痰止呕，治风痰口噤不语；风痰阻络半身不遂，配竹沥汁。

生姜发散风寒、止呕；干姜温中祛寒、温肺化饮；炮姜温经止血；煨姜治胃寒腹痛，和中止呕，比干姜而不燥，比生姜而不散；生姜皮行水气、消浮肿。

2. 薄荷

性味归经：辛，凉；归肺、肝经。

体悟：薄荷为辛凉解表药，常用治风热感冒、头晕头痛、咽喉肿痛，具有发散风热、清肝明目之功，还能消食下气、消胀、除霍乱吐泻。薄荷、桑叶都可疏风清热，桑叶偏于凉血清热、疏风明目；薄荷偏入气分，有辛凉解散的作用。

注意：久病、大病之后，禁用薄荷，以免汗出不止。

3. 柴胡

性味归经：辛、苦，微寒；归肝、胆、肺经。

体悟

（1）和解少阳：柴胡能使侵入于半表半里之邪出表而解。邪在半表半里的典型症状为寒热往来、胸胁苦满、口苦咽干、食欲不振、心烦欲呕、舌苔薄白、脉弦，用小柴胡汤。临床上对急性发热性疾病，如流感、急性泌尿系感染、急性扁桃体炎、大叶性肺炎等，常以小柴胡汤加减。

（2）疏肝解郁：肝气郁结，人体阴阳、气血不得正常升降，上可致头痛、胸胀胁痛，下可致腹痛、脐痛、腹中结气、经闭等，用逍遥散、柴胡疏肝散。

（3）升举阳气：柴胡能引清气上行而治脾胃虚弱，清阳下陷所致的气短腹坠、泻痢久久难愈、肛门下坠、腰腹沉重、月经过多、小便频、脏器下垂等，用补中益气汤、升阳益胃汤。柴胡用于升阳时，用量宜小。

（4）治疟疾：如先寒后热，寒热发作定时，用小柴胡汤加减；发时寒多热少或但寒不热者，用小柴胡汤合桂枝汤加减；如发热热多寒少或但热不寒，用小柴胡汤合白虎汤加减。

4. 茯苓

性味归经：甘、淡，平；归脾、肾、心经。

体悟：凡五脏六腑出现水湿停留，皆可用茯苓。茯苓配党参、白术、半夏、陈皮、猪苓、泽泻、桑白皮、冬瓜皮等，治脾虚湿停而全身浮肿。苓桂术甘汤加炒白芍、木香、吴茱萸、肉豆蔻，治疗肠功能紊乱（出现脾虚，中焦水湿不化致消化不良、大便不成形）。用于心脾两虚之心神不宁、失眠健忘，茯苓配当归、白术、柏子仁、远志、酸枣仁、朱砂（0.6～0.9g）。

猪苓利水之力大于茯苓，但无补益之性，多用于祛邪，不用补正；茯苓淡渗利湿，益脾宁心，兼补益之性，祛邪扶正均可用。赤茯苓偏于清热利湿，茯神偏于宁心安神；茯神偏于舒筋止挛，茯苓皮利水消肿。茯神治心掣痛，神惊，健忘，并平肝祛风，治冠心病心绞痛时，在宽胸、通阳、活血、开窍剂中加茯神15～30g，可收到止痛效果。

5. 党参

性味归经：甘，平；归脾、肺经。

体悟：党参补气健脾，常作为人参的代用品治气虚证。

（1）健脾胃：脾胃之气不足，出现四肢困倦、短气乏力、食欲不振、大便溏软等，党参可增强脾胃功能而益气，如五味异功散、参苓白术散等。

（2）益气补血：党参可用于气血两虚者，如八珍汤、人参养荣汤、归脾汤等。现代研究表明，党参能通过脾脏刺激血红蛋白和红细胞的生成，常配当归、白芍、生地黄、熟地黄等治各种贫血。党参亦治气虚咳喘。

6. 黄芪

性味归经：甘，微温；归脾、肺经。

体悟

（1）固表止汗：体弱、久病、重病之人，以及表虚卫气不固，常自汗、易受风寒感冒者，用本品配浮小麦、麻黄根、五味子、煅龙骨、煅牡蛎等，或用玉屏风散。

（2）补中益气：如补中益气汤、举元煎（黄芪、党参、升麻、白术、甘草）。

（3）消水肿：如防己黄芪汤或防己茯苓汤（防己、茯苓、桂枝、甘草、黄芪），用于全身及四肢皆肿，并感觉恶风者。本品单味浓煎（每日 60～90g）可消肾炎水肿，并消除尿中蛋白；配北五加皮、桂枝、猪苓、茯苓，对心脏性水肿有效。本品用于利尿，量不宜过大，6～9g 为宜。

（4）补气生血：如当归补血汤（黄芪 60～120g，当归 9～15g），补气而生血。

（5）托毒排脓：气血虚弱之人患疮疡，脓如稀水，疮口久不收口，用黄芪配党参、白芷、防风、当归、川芎、桂心、厚朴、桔梗、五味子、甘草等。

生黄芪偏于走表，固表止汗，托里排脓，敛疮收口；炙黄芪重在走里，补中益气，升提中焦清气，补气生血利尿。

注意：胸闷胃满、表实邪阻、气实多怒者勿用本品。

7. 白术

性味归经：甘、苦，温；归脾、胃经。

体悟

（1）健脾燥湿：白术用于脾虚湿浊不化，脾虚泄泻。

（2）益气生血：如八珍汤、人参养荣汤等。

（3）和中安胎：妊娠恶阻，常用白术配陈皮、竹茹、苏梗、茯苓、藿香、生姜等，兼胎热者加黄芩、栀子、黄芪、党参等。

党参、人参偏于补脾肺元气，适于补虚救急；白术偏于健脾，补中焦以生气，适于生气血，以治虚。苍术、白术均健脾燥湿，苍术芳香苦温，性燥烈，兼升阳散邪，燥湿、升散之力优于白术，而健脾补气生血之力不如白术。生白术益气生血，炒白术健脾燥湿，焦白术助消化、开胃口、消癥瘕，土炒白术健脾胃而止泄泻。

8. 山药

性味归经： 甘，平；归脾、肺、肾经。

体悟

（1）补脾胃：山药有补脾胃而止泻的作用，常配人参、白术、茯苓、芡实、扁豆、莲子肉等。

（2）益肺气：山药补脾胃以益肺气。

（3）强肾固精：山药生用补肾生精，益肺肾之阴而治消渴，上消明显常配天花粉、麦冬、知母、黄芩、五味子、沙参、生石膏、乌梅等；中消明显常配生石膏、知母、葛根、黄精、黄芩、天花粉、生地黄、生大黄等；下消明显常配生地黄、熟地黄、山茱萸、五味子、泽泻、牡丹皮、茯苓、肉桂等。

（4）治带下：山药可用于脾肾两虚，湿邪注于下焦的带下病。

生山药强肾生精，治消渴；炒山药补脾胃，益肺气，治带下。炒薏苡仁、炒山药均健脾止泻，但炒薏苡仁偏于利湿以燥脾，炒山药偏补脾肾而固涩。用山药后有人可出现气壅、腹胀闷、食欲不振等不适，可配陈皮预防。

9. 大枣

性味归经： 甘，平；归脾、肺、肾经。

体悟： 大枣补脾和胃，强健脾胃，止泻生津，补养强壮，并缓和药性，解毒，保护脾胃。大枣核炒焦，泡水代茶饮，可使人安睡。

龙眼肉、大枣均益脾。龙眼肉偏养心补血，治心虚；大枣偏补脾和胃，治脾虚。饴糖味甘益脾，偏缓急和中，治中虚作痛；大枣味甘益脾，偏益气生血，兼养心，治脾虚，心慌如悬。

注意：胃胀满、痰热者不宜用大枣。

10. 白芍

性味归经：酸、苦，微寒；归肝、脾经。

体悟：白芍为补血养阴药，焦树德常用白芍配生牡蛎、生石决明、生代赭石、生地黄、黄芩、香附、首乌藤、远志、茯神、白蒺藜等治疗神经衰弱阴虚肝旺证（头痛、头晕、目眩、急躁易怒、失眠、多梦、轰然而热、健忘、舌尖红、苔薄黄、脉弦数）。肝血不足，筋肉失荣，出现肢体拘挛、关节强硬、屈伸不利，用白芍配伸筋草、薏苡仁、鸡血藤、木瓜、甘草节、当归尾等。白芍配甘草、牛膝、木瓜、红花、穿山甲，用于因阴液受伤引起的腓肠肌痉挛。白芍有缓急止痛作用，对腹中疼痛效果好，如小建中汤；葛根芩连汤用于急性热痢腹痛。白芍补血养阴而柔肝，因而又安脾，用于脾虚肝旺而致慢性腹泻，如痛泻要方。白芍可用于调经，如胶艾四物汤、桃红四物汤；对经行腹痛则重用白芍。白芍配桑寄生、白术、炒黄芩，有清热安胎作用。

生白芍养阴补血柔肝，酒炒白芍和中缓急，土炒白芍安脾止泻。赤芍偏于行血散瘀，白芍偏养血益阴；赤芍泻肝火，白芍养肝阴；赤芍散而不补，白芍补而不散。当归入肝能动肝阳，白芍入肝能敛肝阳；当归性动，白芍性静，二药合用可互补。熟地黄、白芍能补血，但熟地黄补血以入肾生精为主，白芍补血以入肝养阴为主；熟地黄甘温，白芍酸寒。

注意：产后血瘀、恶露不下者忌用白芍。

二、验方

1. 自拟柴芍六君子汤

组成：柴胡 10g，白芍 10g，党参 15g，枳实 10g，白术 15g，茯苓 20g，法半夏 10g，陈皮 5g，佛手 15g，海螵蛸 15g，砂仁（后下）5g，炙甘草 5g。

功效：疏肝和胃，健脾理气。

主治：慢性胃炎、十二指肠溃疡所致上腹部疼痛，以剑突下及右上腹痛为主，伴胸闷、嗳气、腹胀、大便难解，舌淡或淡红，苔薄白，脉弦细。

2. 自拟健脾通便汤

组成：枳实 10g，白术 45g，厚朴 10g，黄芪 30g，升麻 5g，杏仁 10g，党参 15g，火麻仁 30g，炙甘草 5g，陈皮 5g。

功效：健脾益气，润肠通便。

主治：脾虚便秘症见大便秘结，数日未解，反复日久，疲倦乏力，纳差，或有腹胀，舌淡红或淡胖，苔白，脉细。

3. 自拟和胃消痞汤

组成：法半夏 10g，干姜 10g，党参 15g，槟榔 10g，砂仁 6g，黄连 5g，黄芩 10g，茯苓 15g，海螵蛸 15g，厚朴 10g，炙甘草 6g。

功效：和胃消痞。

主治：幽门螺杆菌相关性胃炎、胃肠功能紊乱症见上腹部痞胀、闷痛、嘈杂，嗳气，或有呕吐，口干，舌淡红或舌尖、边红，苔微黄或黄白相兼，脉弦数或弦细。

4. 参苓白术散加味

组成：党参 15g，白术 15g，茯苓 20g，炮姜 10g，扁豆 30g，陈皮 5g，山药 20g，莲子 15g，建曲 10g，砂仁（后下）6g，薏苡仁 30g，豆蔻（后下）5g。

功效：健脾益气，温中祛湿。

主治：慢性结肠炎、功能性胃肠病症见泄泻，或便溏，或大便黏而不爽、次数多，或有腹胀肠鸣，纳差，疲倦，舌淡或淡胖，苔白或白厚，脉细或濡细。

5. 桂枝葛根龙牡汤

组成：桂枝 10g，白芍 15g，大枣 15g，生姜 3 片，炙甘草 6g，葛根 30g，煅龙骨（先煎）30g，川芎 10g，熟地黄 15g，五味子 15g，酸枣仁 15g，山茱萸 15g，煅牡蛎（先煎）30g。

功效：调和营卫，摄纳心神。

主治：植物神经功能紊乱或颈椎病等症见不寐，头晕头痛，心烦心慌，颈背部酸痛，舌淡红，舌薄白，脉弦或脉细。

典型案例

一、胃痛

［案 1］杨某，女，28 岁。

主诉：反复上腹部疼痛 4 年余。

现病史：患者 4 年前开始出现上腹部疼痛，伴呕吐、腹泻，晨起干呕，偶有肠鸣音，口干，睡眠一般，常受情绪影响，舌淡，苔白厚腻，脉细。Hp 检查阳性。

中医诊断：胃痛（脾虚湿困）。

西医诊断：慢性胃炎。

治则：健脾化湿，和胃理气。

处方：党参 20g，茯苓 20g，炙甘草 5g，白术 15g，白扁豆 30，陈皮 5g，莲子 15g，神曲 10g，藿香 10g，白芍 10g，柴胡 10g，鸡内金 15g，山药 15g，砂仁（后下）5g，豆蔻（后下）5g。6 剂，每日 1 剂，水煎服。

二诊：上腹部疼痛明显减轻，无呕吐，胃纳好，大便基本成形，每日 1 次，偶尔 2 次，舌淡，苔白稍厚，脉细。守上方去藿香、神曲，续服 6 剂。

按：该患者以"反复上腹部疼痛 4 年余"就诊，属中医学的"胃痛"范畴，证属脾虚湿困。若素体不足，或劳倦过度，或饮食所伤，或过服寒凉药物，或久病脾胃受损，均可引起脾胃虚弱。脾虚不能运化，水湿内停，则可出现上腹部疼痛；胃失和降，胃气上逆，则可出现呕吐；舌淡，苔厚腻，脉细，乃脾虚湿困之征象。方选参苓白术散加减。方中以党参、白术、茯苓、甘草（即四君子汤）平补脾胃之气，为主药；以白扁豆、豆蔻、山药、莲子，助白术既可健脾，又可渗湿而止泻；陈皮理气健脾，砂仁芳香醒脾，藿香芳香化湿，白芍柔肝养阴，柴胡疏肝解郁，神曲、鸡内金健胃消食；并且甘草尚可调和诸药。

[案 2] 吴某，女，27 岁。

主诉：胃胀痛半年，伴噫气 2 个月。

现病史：患者诉半年前因饮食、生活不规律出现胃胀、胃痛，满闷不适，自服胃药（具体不详）无明显缓解。2 个月前出现噫气，偶有反酸，伴有胸闷，遇寒后上述症状加重，胃纳一般，眠差，小便正常，大便难解，神清，精神状态可，舌暗红少苔，脉虚缓。

查体：腹平，腹软，全腹无明显压痛、反跳痛。

中医诊断：胃痛（寒热虚实夹杂）。

西医诊断：慢性胃炎。

治则：缓肝调中，清上温下。

处方：乌梅 10g，细辛 3g，桂枝 10g，干姜 10g，黄连 5g，黄柏 10g，当归 10g，党参 15g，白术 30g，枳实 10g，乌药 10g，制附子（先煎）10g，甘草 5g。3 剂，每日 1 剂，水煎服。

二诊：患者服上方后，胃痛、胃胀明显缓解，满闷较前好转，但仍有噫气，眠差，梦多，大便较前易排出，胃口佳，小便正常。上方去乌药 10g，加苏梗 10g，柴胡 10g，煅牡蛎（先煎）30g。

按：本案治以缓肝调中、清上温下为法，方拟乌梅丸加减。其中，桂枝、干姜、细辛、附子都是辛热之品（桂枝温肝、干姜暖脾、细辛温肺、附子暖肾），使用了如此多的辛热药难免有燥热伤阴之祸，阴虚则肾火不能封藏，必然上冲，故黄连、黄柏一主清上，一主清下，可以避免因过量使用辛热药导致人体热量的堆积而伤阴。乌梅收敛，避免太过；党参健脾土；当归养血。同时加白术健脾气，枳实破气消积，乌药顺气散寒止痛，甘草调和诸药。复诊患者症状缓解，仍有噫气，辨证加减，加苏梗行气和中、柴胡疏肝、煅牡蛎重镇安神以巩固疗效。

二、泄泻

［案1］何某，男，22岁。

主诉：反复便溏1年。

现病史：患者1年前开始出现稀烂便，每日3次，伴咽喉不适、咽喉有痰，胃纳可，舌淡胖，苔薄白，脉细。

中医诊断：泄泻（脾虚湿困）。

西医诊断：慢性肠炎。

治则：益气健脾，渗湿止泻。

处方：参苓白术散加减。

党参20g，茯苓30g，炒白术15g，白扁豆30g，陈皮10g，莲子15g，薏苡仁30g，神曲10g，法半夏15g，苍术10g，山楂10g，石榴皮15g，豆蔻（后下）5g。6剂，每日1剂，水煎服。

二诊：大便成形，每日1次，偶有2次，纳可，咽喉、腹部无不适感觉，舌淡胖，苔白，脉细。效不更方，续服6剂。

按：该患者以"反复便溏1年"就诊，属中医学"泄泻"范畴，证属脾虚湿困。患者因平素嗜食肥甘厚味，损伤脾胃，脾失健运，大肠失司，故出现腹泻；舌淡胖，苔白，脉细，乃脾胃虚弱之征象。方选参苓白术散加减。方中茯苓、白扁豆、薏苡仁健脾渗湿，白术、党参益气健脾，陈皮理气健脾，神曲健脾消食，半夏化痰止呕，苍术健脾燥湿，山楂健胃消食，石榴皮涩肠止泻，豆蔻温中行气，甘草调和诸药。

[案2] 郑某，女，47岁。

主诉：腹泻3天。

现病史：患者平素大便稀溏，容易腹泻，经中药调理后好转，但3天前外出就餐后出现腹泻，大便如水样，日2～4次，泻前腹痛，泻后痛减，肛门有灼热感，无便血，稍微反酸，胃痛，胃纳一般，眠可，舌红，苔黄腻，脉数。

中医诊断：泄泻（湿热下注）。

西医诊断：急性胃肠炎。

治则：清热燥湿止泻。

处方：葛根芩连汤加减。

葛根30g，黄芩10g，黄连5g，茯苓10g，马齿苋15g，甘草5g，薏苡仁30g，陈皮5g，白术10g，白扁豆30g，白芍20g，苍术10g，海螵蛸15g，延胡索15g。6剂，每日1剂，水煎服。

二诊：已无水样便，但是大便溏，日1～2次，无腹痛，舌红苔黄。效不更方，在前方基础上加减。

处方：葛根30g，黄芩10g，黄连5g，茯苓20g，甘草5g，白术10g，白扁豆30g，苍术10g，豆蔻5g，薏苡仁30g，神曲10g。6剂，每日1剂，水煎服。

1周后回访，患者已愈。

按：本病属中医学"泄泻"范畴，证属湿热下注。若感受时邪，或素体不足，或劳倦过度，或饮食所伤，或久病脾胃受损，使脾胃虚弱，湿热停留，复感外邪，均可引起泄泻。热邪内迫，大肠传导失司，故肛门有灼热感；舌红，苔黄腻，脉数，皆为里有湿热之象。方选葛根芩连汤加减。方中葛根辛甘而凉，入脾胃经，能升脾胃清阳之气而治下利，故为君药；黄连、黄芩清热燥湿，厚肠止利，为臣药；甘草甘缓和中，调和诸药，为佐使药；加马齿苋以加强清热之力；患者脾胃素虚，加茯苓、薏苡仁、白术、白扁豆、苍术、陈皮以健脾祛湿止泻，加白芍以柔肝缓急止痛，加延胡索以行气止痛；患者反酸，故加海螵蛸。全方共奏清热燥湿、健脾止泻之功。二诊患者腹泻好转，已无水样便及腹痛，故在前方基础上微调，侧重健脾。

三、胃痞

潘某，女，57岁。

主诉：反复上腹部不适10余年，加重1个月。

现病史：患者10余年前无明显诱因开始出现上腹部不适，曾多次于广东医科大学附属医院诊治，治疗后好转。1个月前再次出现上腹部不适，口苦口干，胃纳可，大便暗绿色，于广东医科大学附属医院服"四联抗Hp"治疗后仍有上腹不适，伴口唇周围糜烂，遂来我院门诊就诊。现症见上腹部痞满不适，口苦口干，口唇周围糜烂、脱皮，胃纳可，大便正常，小便色黄，舌红苔少，脉细。患者于广东医科大学附属医院行胃镜检查，提示慢性萎缩性胃炎（糜烂性）、慢性十二指肠球炎。

中医诊断：胃痞（胃阴不足）。

西医诊断：慢性胃炎。

治则：养阴和胃。

处方：自拟养胃汤加减。

北沙参15g，太子参15g，麦冬15g，石斛15g，玉竹15g，砂仁（后下）5g，茯苓15g，佛手15g，甘草5g，姜竹茹10g。

按：该患者以"反复上腹部不适10余年，加重1个月"就诊，属中医学"胃痞"范畴，证属胃阴不足。胃热不清，耗伤胃阴，以致胃失濡养，气失和降，故见上腹部痞满不适；津液不能上承，故见口干口苦，口唇周围糜烂、脱皮；舌红苔少，脉细，为津液耗伤，虚中有热之象。治以养阴和胃，方选自拟养胃汤加减。本方重用麦冬，功擅养阴清热、生津润燥，北沙参、玉竹养阴生津，太子参、石斛健脾胃养阴，砂仁温脾开胃，茯苓健脾渗湿，姜竹茹除烦止呕，佛手疏肝行气，甘草调和诸药。

该患者服用西药抗 Hp 治疗后出现口唇糜烂、上腹部不适等症状，中医考虑为胃阴不足。今蔡柏教授用自拟养胃汤加减治疗后，患者上腹部不适症状明显改善，口唇糜烂已愈。

四、呃逆

郑某，女，52 岁。

主诉：反复打嗝嗳气半年余。

现病史：患者半年多前无明显诱因出现反复打嗝，次数频繁，声音响亮，偶尔可持续数小时，与进食无明显联系，无腹痛腹胀，无反酸烧心，胃纳可，眠差，难以入睡，二便调，神清，精神状态一般，就诊时可闻及响亮连声打嗝声响，舌淡胖，苔白腻，脉滑而偏虚。

中医诊断：呃逆（胃虚气逆痰阻）。

西医诊断：膈肌功能性痉挛。

治则：降逆化痰，益气和中。

处方：煅赭石（先煎）15g，旋覆花（包煎）10g，党参15g，法半夏10g，炙甘草5g，柿蒂15g，广藿香10g，砂仁（后下）5g，佛手10g，厚朴10g，生姜3片。4剂，每日1剂，水煎服。

二诊：患者服上方后感打嗝次数明显减少，持续时间较前短，余皆同前。根据效不更方原则，守方继服。

按：本案患者之病症由胃虚痰阻，气逆不降所致。胃主受纳、腐熟水谷，其气以下行为顺。胃气虚则升降失常，胃气因虚而上逆，则噫气频作；舌苔白腻，脉滑而偏虚，为中虚痰阻之征。胃虚宜补，痰浊宜化，气逆宜降。本案虽实虚并见，但以气逆痰阻为主，治宜降逆化痰，兼以益气和中。方中旋覆花功专下气消痰，降气止噫，为治痰阻气逆之要药，重用为君药。代赭石质重而沉降，善镇肝胃之冲逆，坠痰涎、止呕吐，为臣药。半夏、生姜、柿蒂祛痰散结，降逆和胃；党参、炙甘草健脾益胃，以复中虚；加用藿香芳香化湿，厚朴、佛手、砂仁调理中焦气机，共为佐药。炙甘草又能调和诸药，兼使药之用。诸药合用，集祛痰、降逆、补虚于一方，使痰除、气降、脾健，诸症自愈。

五、汗证

陈某，男，42岁。

主诉：多汗5年余。

现病史：患者长期多汗，已有5年多，动则汗出，甚则汗出湿衣，曾服中药治疗稍有好转。现怕风，气短，纳差，无口干、口苦，大便溏，小便可，眠差，多梦，易腰酸，无心慌、心悸，无恶心呕吐，舌淡红，苔白，脉沉细。

中医诊断：汗证（营卫不和）。

西医诊断：多汗症。

治则：调和营卫。

处方：桂枝龙牡汤合玉屏风散加减。

桂枝10g，炙甘草5g，白芍10g，酸枣仁15g，黄芪30g，芡实15g，白术10g，防风10g，麻黄根10g，山茱萸15g，麦冬10g，五味子10g，煅牡蛎（先煎）30g，生姜3片，大枣10g。10剂，每日1剂，水煎服。

二诊：汗出明显减少，仍眠差、气短、心烦，无怕风，舌脉同前。以前方加减。

处方：女贞子15g，炙甘草5g，白芍10g，酸枣仁15g，黄芪30g，白术10g，防风10g，麻黄根10g，山茱萸15g，麦冬10g，五味子10g，芡实15g，煅牡蛎（先煎）30g，浮小麦30g。7剂，每日1剂，水煎服。

1个月后回访，未见复发。

按：本案属中医学的"汗证"范畴，证属营卫不和。营气行于脉中，卫气行于脉外，互相协调一致，护卫肌表，抵抗外邪的入侵。如果素体不足，或者感受外邪，或者邪恋不去，导致卫气不足，营阴外泄，而见自汗症状。方选桂枝龙牡汤合玉屏风散加减。方中以桂枝温经解肌，白芍和营敛阴，两药合用，一散一收，调和营卫，配生姜、大枣、甘草，助调和营卫之功。患者汗出较多，加煅牡蛎、麻黄根固涩敛汗。患者气短乏力，为气虚，加黄芪益气固表，同时加白术、防风即合用玉屏风散益气固表止汗；麦冬、五味子养阴生津。患者大便稀溏，用芡实补脾止泻，山茱萸补益肝肾、敛汗固脱。患者眠差、多梦，故加酸枣仁养血安神助眠。全方共奏调和营卫、益气固表止汗之功。二诊患者症状减轻，效不更方，在前方基础上稍微调整即愈。

王伯章

六经辨证，主证为先

医家简介

王伯章，男，1944年10月出生于广东南海；教授，主任医师，硕士研究生导师，首届"湛江市名中医"，2001年获"广东省名中医"荣誉称号，全国第三批老中医药专家学术经验继承工作指导老师，2014年全国名中医传承工作室领衔老师；任湛江市中医药学会荣誉会长，湛江市中西医结合学会荣誉会长，广东省中医药学会终身理事；曾任中华中医药学会仲景分会常务委员、广东省仲景学术专业委员会副主任委员、广东省中医药学会呼吸病专业委员会副主任委员。

王伯章教授擅长临床常见病、多发病的辨治，特别是对呼吸系统、神经系统疑难重症常用经方与活血化瘀法治疗，有较好的疗效。

王伯章教授主编《王挚峰医事回忆录》《六经辨证与方技新析》《中医临证指南——中医临床思维学导论》等5部学术著作，发表学术论文70多篇。

临床特色

王伯章教授幼承庭训，家传重视经方运用，推崇医圣张仲景六经辨证的理论与证治形成的体系，近30年来，其一直从事中医临床思维学的理论探讨与临床实践，以实际经验验证仲景学说，临床善呼吸、神经及肝肾疑难病的辨治，基础理论扎实，临床经验丰富。

王伯章教授主张辨证论治未必是全面施治，首先学会抓主证、辨主证，初见者，主证先现；危重者，主证最急；复杂者，主证易解。主证不变，主方不变，病情才能迎刃而解。

方药体悟

一、单味药

1. 麻黄

性味归经：辛、微苦，温；归肺、膀胱经。

体悟：麻黄是伤寒发表第一要药，用于风寒表实证，是辛温解表之峻品，常与桂枝相须为用。麻黄每与杏仁配伍，宣降结合以顺肺气，"麻黄以杏仁为臂助"。麻黄用于发汗解表宜生用，用于止咳平喘宜炙用。

注意：表虚自汗及阴虚盗汗、咳喘由于肾不纳气的虚喘者慎用。

2. 杏仁

性味归经：苦，微温，有小毒；归肺、大肠经。

体悟：杏仁善于降肺气，又可以宣肺气，从而达到止咳平喘的效果，是治疗咳喘的要药，只要是咳嗽喘满，无论新久、寒热，经随证配伍就可以应用。

注意：婴儿慎用。阴虚咳嗽、大便溏泄者忌用。该药有小毒，服用过量（30～60g）可引起中毒。

3. 浙贝母

性味归经：苦，寒；归肺、心经。

体悟：浙贝母苦寒性较大，清热力较强，偏于清肺化痰，清热散结力较强。

注意：寒痰、湿痰不宜用。反乌头。

4. 柴胡

性味归经：辛、苦，微寒；归肝、胆、肺经。

体悟：柴胡多用于少阳证，疏散少阳半表半里之邪，是治疗邪在少阳，寒热往来、胸胁满痛、口苦、咽干、目眩的要药。

注意：肝阳上亢、肝风内动、阴虚火旺及气机上逆者忌用或慎用。

5. 黄芩

性味归经：苦，寒；归肺、胆、脾、大肠、小肠经。

体悟：黄芩善于清上焦湿热、泻肺火，是治疗湿温、暑湿、胸脘痞闷及肺热咳嗽的要药。

注意：脾胃虚弱，食少便溏者慎用。

6. 香附

性味归经：辛、微苦、微甘，平；归肝、脾、三焦经。

体悟：香附疏肝解郁功效奇佳，性平和而功效缓和，对女性乳腺结节有很好的疗效，用量可在15g以上。本品理气宽中，对各型脾胃气滞证均可加入，芳香走窜而不易化火，用量适中，在10g左右。本品调经止痛，与疏肝解郁相对应，对因情志造成的女性月经疼痛效果佳。本品对带状疱疹造成的神经性疼痛，在疾病的各个时期均适合使用，用量宜15g以上。

7. 丹参

性味归经：苦，微寒；归心、肝经。

体悟：丹参用于胸痹心痛，入血脉走心经，为瘀血型胸痹心痛的首选。一味丹参饮功同四物汤，而且丹参性微寒，更适合时下人们的体质，对血虚证、各型月经疼痛均可适量入药。本品清心除烦，宁心安神，疏散心火，改善睡眠。本品走血分而凉血，对痈疽疔疮血分热盛者，可以酌情选用。

8. 生地黄

性味归经：甘，寒；归心、肝、肾经。

体悟：本品味甘性寒，入血分凉血，对温病热入血分夜热早凉、熬夜口干舌燥、手足心热等血分热证效佳。本品凉血，亦有滋补之功，尤其对热盛阴虚体质者而言凉补功效更佳。滋补之品易生湿邪，本品以陈皮相佐，可有效缓解弊端。

9. 薏苡仁

性味归经：甘、淡，凉；归脾、胃、肺经。

体悟：本品有利水渗湿功效，药食两用，民间多有煮粥食用，配山药治疗小儿脾虚泄泻等。本品甘淡渗利，虽然对着痹尤佳，但诸痹证型均可适量配伍。本品排脓、解毒散结，对肺痈、肠痈等湿邪重着可配伍使用，用量宜大，可达30g以上。本品对痈疽疔疮类同样适用，另对结节、囊肿性痤疮久服有良效。

二、验方

1. 柴羚地黄汤

组成：柴胡25g，黄芩10g，生姜8g，甘草8g，红枣4个，桔梗15g，党参12g，生地黄15g，牡丹皮10g，白芍15g，葛根15g，法半夏10g，羚羊角（先煎）4g。

功效：解肌退热，凉血平肝。

主治：外感高热不退，尤其小儿外感高热数天不退，入夜热甚，或稍高热即易抽搐的小儿；可伴咽痛、流涕、少许咳嗽、少许身痛等。

加减：咳加杏仁10g，浙贝母10g。

煎服法：成人用清水4碗煎余一碗半，分2次服，隔4～6小时服1次，当天服药，次晨多可退热。小儿按成人体重比例酌减用量。

2. 加味麦门冬汤

组成：麦冬20g，法半夏3g，党参12g，红枣4个，炙甘草8g，枸杞子10g，女贞子10g，竹茹10g，橘红8g。

功效：滋肾养胃，降逆止呕。

主治：妊娠恶阻。

煎服法：三碗半水煎余一碗半，分2～3次服，每日1剂，连服3剂。有效多服。

3. 加减小柴胡汤

组成：柴胡 12g，黄芩 9g，玄明粉（冲）12g，法半夏 9g，生姜 8g，赤芍 30g，枳壳 9g，党参 9g，甘草 8g。

功效：疏肝利胆，通调三焦。

主治：肾绞痛致腰痛连腹，腹痛连腰，小便不利，大便不行。

煎服法：三碗半水煎余一碗半，分 2 次服，每日 1 剂。有效多服。

4. 加减桃核承气汤

组成：桃仁去皮尖五十个（12g），大黄四两（12g），桂枝去皮二两（6g），炙甘草二两（12g），芒硝二两（6g）。

功效：活血逐瘀，软坚泄热。

主治：下焦蓄血证，少腹急结，小便自利，神志如狂，甚则烦躁谵语，至夜发热，以及血瘀经闭、痛经，脉沉实而涩者。

煎服法：①古代用法：上四味，以水七升，煮取二升半，去滓，纳芒硝，更上火，微沸，下火，先食，温服五合，日三服，当微利。②现代用法：作汤剂，水煎前 4 味，芒硝冲服。

5. 桂枝加黄芪汤

组成：桂枝 10g，白芍 10g，生姜 10g，红枣 4 个，炙甘草 8g，黄芪 30g。

功效：祛风退黄。

主治：黄汗症，并治诸病黄家脉浮者。

典型案例

一、感冒

谢某，男，2 岁。

主诉：发热 10 天。

现病史：患儿平素体质虚弱，易感冒，10 天前天气转凉，恶寒后发热，高热时抽搐发作，少咳，不懂咳痰，伴鼻塞流涕。因反复发热，间断注射 7 天抗生素热未退，由父母抱来求诊。诊其咽喉较红，舌红苔白，脉浮数。

中医诊断：感冒（外感风热，热盛动风）。

西医诊断：发热查因。

治则：和解少阳，解肌透表。

处方：投以小柴胡汤加葛根之类和解少阳、解肌透表，合用羚羊地黄汤助厥阴营血。

柴胡 8g，黄芩 6g，甘草 4g，干葛 10g，法半夏 6g，桔梗 6g，党参 6g，生地黄 12g，白芍 6g，生姜 6g，甘菊 6g，牡丹皮 6g，地骨皮 6g，荆芥（后下）2g，羚羊角（先煎）3g，金银花 12g，连翘 12g。

二诊：上方服用 1 剂后，次日热退，续服 2 剂。现仍流涕，少许咳嗽，舌淡红苔白，脉浮。思其余邪尚存，正气未复，施以益气健脾、疏风宣肺之法，四君子汤加减。

处方：白术 5g，党参 5g，山药 6g，茯苓 6g，陈皮 5g，甘草 2g，桔梗 6g，谷芽 8g，甘菊 4g，苏梗 3g，牛蒡子 4g，法半夏 5g。

服用 4 剂后，症状消失。

按：此例属于虚人感冒，热入营血动风，恶寒后发热乃主症，"伤寒三日，少阳受之"，属小柴胡汤证。小柴胡汤原本是和解少阳，主治寒热往来之方，是通过枢转人体少阳的阳气与津液，和解透邪气而起到整合寒热的调节作用。因此，本例以小柴胡汤和解少阳枢机为主，加葛根解肌透表，而常有厥阴营亏木旺者，须辅以羚羊地黄汤助厥阴营血，透解少阳邪热，并能防柴胡劫肝阴。有些小儿发热稍高就会抽搐，就是营亏木旺，肝内易动，最宜此方。加金银花、连翘、甘菊、荆芥疏风清热解表，终得良效。

小柴胡汤加味治疗感冒，对以发热恶寒为主症，而不是以咳嗽为主症者，有明确的疗效。而且小柴胡汤是退热良方，临床早有报道，但如果第 1 天发热的患者就用小柴胡汤多数不灵。第 2 天用药，小柴胡汤加解肌药，第 3 天值少阳期，用之有效。发热 3 天以上，用小柴胡汤疗效较好。小柴胡汤不仅是治疗外感病的常用方，也是治疗内伤杂病的重要方，特别是对其退热功能临床报道颇多，但辅以羚羊地黄汤透解少阳邪热，尚属首创。上述少阳厥阴合病的案例，不论小儿、成人均有不少。

二、妊娠恶阻

周某，女，30 岁。

主诉：恶心呕吐 1 周。

现病史：患者孕 2 个月，1 周前出现恶心呕吐，每日 6 ～ 8 次，咽干，胃纳欠佳，无腹痛及腹泻，无嗳气及反酸，无咳嗽，二便正常，曾输液 3 天未见好转，食卧不安，深为所苦，遂来求诊。观其精神不振，面色欠红润，舌淡红苔白干，脉弦细滑。

中医诊断：妊娠恶阻（胃气上逆）。

西医诊断：呕吐查因。

治则：养阴清热，降逆止呕。

处方：麦门冬汤加味。

麦冬 20g，法半夏 3g，党参 10g，红枣 4 个，炙甘草 8g，女贞子 10g，枸杞子 10g，橘红 10g，生姜 10g，枇杷叶 10g，山药 10g，竹茹 10g。3 剂，每日 1 剂，水煎服。

二诊：呕吐次数减少，每日 3 次，精神好转，胃纳渐进，仍觉咽干，舌淡红苔白干，脉弦细滑。仍守上方再服 4 剂。

三诊：恶心呕吐消失，但口淡，胃纳尚可，睡眠正常，舌淡红苔白，脉细滑。遂改用陈夏六君子汤善后。

处方：陈皮 6g，法半夏 6g，党参 15g，白术 10g，云苓

10g，炙甘草 6g。

随访 2 周，未见复发。

按：中医学将严重的妊娠反应归属于"妊娠恶阻"范畴，认为其发生机理是冲脉之气上逆，胃失和降所致，并认为脾胃虚弱及肝胃不和是其病因病机，常用陈夏六君子汤及苏叶黄连汤加减治疗。妇女受孕以后，阴血聚于冲任以养胎，致使孕妇机体处于阴虚阳亢的生理状态，易"火逆上气"，造成冲脉之气上逆，胃失和降，出现恶心呕吐；肺气上逆，出现咽干。恶心呕吐、咽干正是主证，符合《金匮要略》虚热肺痿"大逆上气，咽喉不利，止逆下气者，麦门冬汤主之"条文，故治疗当养阴清热，降逆下气止呕，方选麦门冬汤加味。加味麦门冬汤既养阴清热，又降逆下气止呕，而且方中有不少益气健脾、调和脾胃的药物，一方多效，最终阴液得复，虚火得降，脾胃得健，胃气得降，胎元得固。由此可见，临床用药不必墨守成规，照搬书本，拘泥于固定证型，选用固定方剂，要懂得变通，善于抓住主证治疗，并且活用经方，才能取得较佳的临床疗效。

三、石淋

许某，男，60 岁。

主诉：左腰腹剧痛 4 天。

现病史：患者素来体健耐劳，4 天前无明显诱因突发左腰腹剧痛，即来医院急诊，经尿常规检查、X 线摄片等，考虑为输尿管结石，因未发现急腹症，仅做镇痛、抗炎处理，但疼痛不止，时而加剧，邀中医会诊时，已有四天四夜。现痛楚不堪，不能眠、不能食，无大便，腹胀，口苦咽干，舌苔黄，脉弦数。

中医诊断：石淋（肝胆湿热）。

西医诊断：肾结石。

治则：解痉止痛，软坚通下。

处方：柴胡 12g，黄芩 9g，玄明粉 12g，法半夏 9g，生姜 3 片，血余炭 3g，枳壳 9g，川朴 9g，党参 9g，赤芍 30g，甘草 5g。

嘱其服药 1 剂，但患者因痛苦甚，恐一剂药力未逮，两剂作一剂煎服，当晚微利 3 次，下半夜痛渐止，沉沉安睡。

二诊：第 3 日诊之腰微痛，夜寐难，即改拟六味地黄汤加味善后。

按：《伤寒论》曰："伤寒阳脉涩，阴脉弦，法当腹中急痛，先与小建中汤；不瘥者，用小柴胡汤主之。"腹中拘急作痛，用小建中汤先行益阴和阳，不见好转，再用小柴胡汤。腹中急痛一个"急"字，细细品味，用意殊深，尚有发病急、卒暴而起之意，与肾绞痛的发病有相似之处。方中赤芍大量可以解痉缓急止痛，玄明粉咸寒软坚，佐以通下邪热，使处方更快发挥作用。

四、中风

刘某，男，59 岁。

主诉：突发头晕 10 天，加重 3 天。

现病史：患者 10 天前工作时突发头晕，急扶至当地人民医院就诊，以梅尼埃病治疗 3 天无效，头颅 CT 检查怀疑肿瘤，近日出现发热、昏迷，遂来我院脑外科住院，确诊为小脑梗死并积液，予开颅引流，气管切开。术后，其家属于 1996 年 11 月 6 日半夜 12 时请余会诊。现患者昏迷，潮式呼吸状，呃逆，10 天未排大便，手微痉，发热，气促，痰不多，脉弦实。

中医诊断：中风（太阳蓄血证）。

西医诊断：小脑梗死并积液。

治则：逐瘀泄热。

处方：桃仁 10g，桂枝 5g，芒硝 10g，大黄 12g，甘草 8g。凌晨 1 时服 1 剂。

二诊：11月7日中午，患者热退，泻下黑便（西医谓上消化道出血），嘱勿处理。现患者呼吸平顺，呃逆未止，改拟血府逐瘀汤合旋覆代赭汤加减。

处方：桃仁5g，红花3g，当归5g，川芎5g，赤芍5g，生地黄10g，枳实5g，桔梗5g，北柴胡5g，牛膝5g，旋覆花10g，竹茹10g，代赭石30g，法半夏10g，党参10g，生姜8g，炙甘草6g。

三诊：上方服1剂，11月8日上午，患者呼吸平顺，无发热，18小时未排大便，饥饿有食欲，无呃逆，已清醒，脉弦，改拟小柴胡汤加减。

处方：柴胡10g，黄芩10g，法半夏10g，生姜6g，枳实10g，赤芍12g，地龙10g，党参10g，甘草6g，川芎6g，琥珀4g，熊胆粉0.5g，红花3g，桔梗10g。

四诊：上方服2剂。11月9日，患者清醒，呼吸尚不够平顺，因切开气管，有少量痰鸣，改血府逐瘀汤合旋覆代赭汤加减。

五诊：11月11日，因胃管反流，停药1天。

六诊：11月12日，仍有反流，精神意识清，拟半夏白术天麻汤加减。

处方：天麻10g，法半夏10g，陈皮6g，云苓12g，甘草3g，白术10g，泽泻10g，琥珀5g，地龙10g，赤芍15g，川芎3g。

七诊：11月14日，已拔引流管，能讲话，述头重痛，尚有少许胃管反流，因2天未食，无大便，照上方服1剂。后转入普通病房调治月余，步行出院。

按：此后，本人曾遇一突发行走步态不稳患者，头颅CT检查提示小脑梗死，在神经内科住院近1个月，病情稍好转，但仍行走不稳，经人推荐来诊。来时患者无头晕头痛，二便自调，胃纳好，能安眠，舌红暗苔白，脉弦。拟桃核承气汤，连服7剂，大便每日2～3次，步行日渐平稳。嘱继续服7剂后改用天麻钩藤饮加三七、虎杖等而渐愈。可见，只要辨证精准，逐瘀泄热方治疗中风有效。

五、黄疸

叶某，男，30岁。

主诉：全身浮肿，皮肤发黄而晦暗10余天。

现病史：患者因胆结石合并感染于1974年4月收入院，入院后抗感染治疗已无发热，于4月18日请中医会诊时，但见全身浮肿，皮肤发黄而晦暗，食欲不振，小便短黄，胸腹满闷，胁下痞硬，口淡，舌质红，边稍暗，苔白，脉缓濡。

中医诊断：黄疸（阳黄）。

西医诊断：胆石症。

治则：益气利水，调和营卫。

处方：桂枝10g，黄芪30g，白术15g，茯苓15g，泽泻10g，猪苓10g，土茵陈30g。

二诊：服2剂后小便稍多，连进10剂，浮肿全消。水肿虽消，但黄疸不退，食纳仍差，脉缓，拟桂枝加黄芪汤加减。

处方：黄芪30g，桂枝10g，白芍10g，生姜10g，红枣4个。

服药后病无进退，沉思此症黄疸晦滞，胁下瘀结，即照前方加三棱10g，莪术10g，服药3剂，黄疸稍减，照方连服10余剂，黄疸全消，食欲好，二便自调，于5月10日出院。

按：此案应用经验方桂枝加黄芪汤加三棱、莪术治疗黄疸。因患者皮肤发黄而晦暗，胁下痞硬，认定有瘀积，用利水退黄药无效才反过来用此方调营卫退黄。

中医学以"黄如橘色明亮"为阳黄，"黄而晦暗"为阴黄。阳黄主湿热，阴黄主寒湿，并认为阳黄是中土寒湿者居多。西医学初步认为，阴黄是黄疸后期肝细胞处理胆红素的功能下降，胆红素来源偏多，肝脏微循环异常，肝脏纤维化，机体代谢低下等多种复合因素导致的综合征。有研究指出，阴黄的病理特征表现为邪衰、正伤、肝郁与血瘀四方面：①邪衰表现为免疫指标 $CD8^+T$ 淋巴细胞减少，谷丙转氨酶指标低于阳黄；肝细胞破坏趋向停止。②正伤的主要表现如免疫功能低下，补体消耗，淋巴细胞转化试验降低，红细胞减少，血小板、血清白蛋白降低等。③肝郁则表现为胆汁淤滞，不循常道而泛滥为黄疸，血中胆酸随之上升。④血瘀则痹阻脉络，脉滞血凝，出现血黏度升高，微循环障碍，乃至血清透明质酸、层黏蛋白升高，肝组织胶原纤维增生。

桂枝加黄芪汤多用治表证，本案患者虽不一定有脉浮表证，却是先清里湿热无效再反过来以此方治表，再加三棱、莪术，故应是夹杂气血瘀阻的特殊表证。临床上有不少伤寒杂病，只要是表寒水津失调，都可以用辛温发汗而解。例如，仲景有以麻黄汤、大小青龙汤治疗肾炎浮肿的风水证；葛根汤治下利腹泻。临床实践也证明，黄疸、水肿、下利等都可用辛温发汗，使人联想到"五脏六腑皆主表""六经都有表证"之说。结合病理学理解，此种肾炎浮肿，肾小球毛细血管内皮细胞增生肿胀是肾"表寒水闭"；而黄疸属于肝细胞之表的肝细胞索若病变，肝细胞处理胆红素的能力下降，胆红素不能顺利入毛细胆管，反流入肝细胞索外的毛细血管，则出现黄疸；腹泻的肠道运动分泌失调是脾胃"表寒湿阻"。这些都与病变的细胞膜的渗透和器官上皮细胞组织产热与分泌紊乱为中心的一系列病变有关。由此可以认为，包括人体之表、器官之表、细胞之表的外感病变是更深层次意义上的"表证"，都可以用治表之方治疗。

桂枝汤可用于治疗感冒、偏瘫、低热、糖尿病并发神经痛、多发性动脉炎、产后高热、男科病、五官科病症、寒冷性多形红斑、雷诺病等，现代药理研究认为桂枝汤作用如下：①解热、抗炎、抗病毒、抗菌。②改善消化系统功能。③解痉、镇痛。④改善心血管功能，增强血液循环及扩张血管。⑤抗过敏作用。⑥双向调节功能。桂枝汤加味治疗黄疸，也许与其改善肝脏血循环及免疫调节有关。而黄芪则对肝脏损害有明显的保护与修复作用。莪术与三棱均无退黄作用，但有行气破血、散癥瘕之功，对肝脏结缔组织增生淤血有改善微循环的作用，这对于肝郁血瘀湿阻所致的阴黄应有重要的治疗作用。

肖波

精于肺病，善疗久咳

医家简介

肖波，男，1960 年出生；教授，主任中医师，硕士研究生导师，湛江市第二中医医院院长，广东省名中医，第六批全国老中医药专家学术经验继承工作指导老师，广东省首批师承项目指导老师；广东省中医药学会内科专业委员会副主任委员，广东省中医药学会呼吸病专业委员会副主任委员，广东省中西医结合学会慢阻肺专业委员会副主任委员，湛江市中西医结合学会会长，湛江市中医药学会副会长，湛江市中西医结合学会呼吸病专业委员会主任委员，湛江市医学会呼吸病专业委员会副主任委员，湛江市医学会副会长，湛江市医院管理学会副会长，湛江市预防医学会副会长；曾先后被评为"湛江市白求恩式先进工作者""湛江市中医药强市建设先进工作者""广州中医药大学学位与研究生教育优秀指导教师""南粤好医生""全国卫生计生系统先进工作者"，并当选为湛江市第十次党代会代表、湛江市政协第十三届湛江市委员会委员。

肖波教授 1983 年毕业于广州中医药大学，从医 30 多年，一直从事中医、中西医结合临床、教学和科研工作，擅长治疗各类呼吸系统疾病及老年病，对内科各种危急重症和疑难杂病的诊疗均有丰富的临床经验和良好的疗效，尤其是久咳、顽咳的中医辨治，效果显著。

肖波教授先后在国家级和省级核心期刊发表专业论文近 30 篇，出版专著 2 部；主持和参与省、市级科研项目 5 项，其中获得湛江市科学技术进步奖二等奖 1 项、湛江市科学技术进步奖三等奖 1 项。

临床特色

肖波教授创建了湛江市第二中医医院的肺病科，系粤西肖氏肺病流派创始人，其擅长治疗内科各类疾病，尤擅肺系疾病的诊治。他对肺系疾病的辨治思想既继承前人，又不拘泥于前人，既注重辨证论治及整体观念的运用，又倡导中西结合、西为中用，临证诊病一丝不苟，制方严谨，用药精准，方随证变，灵活巧妙，加减化裁，独具匠心，疗效显著，力起沉疴。

肖波教授认为，肺系疾病的发生主要与外感和内伤两方面有关。内伤为主因，主要由于脏腑功能失调，痰浊、水饮、瘀血内生，阻滞气机，郁闭肺气，日久气阴两伤，导致肺虚，成为发病的基础；外因则为六淫外邪乘虚而袭，肺之宣发肃降功能失调，都可导致肺系疾病的发生。肺系疾病多属本虚标实，多脏相关，寒热虚实错杂，气滞、痰饮、瘀血互结，病机复杂，迁延难愈。

肖波教授认为，对肺系疾病的治疗，首先辨明病因、病机、病位，配合肺系疾病的生理、病理特点，以及现代中药药理学的先进理念，从整体着手进行选方用药，调整阴阳，从而达到处方立法切合病情，临床用药精准的目的。对于病情反复发作，症情复杂，多病夹杂，证型交错者，则应复法立方，多管齐下，统筹兼顾。据此，肖波教授创立了"肖氏八法"：①中西结合，协同抗感染。②脏腑相关，注重调节肺脾肾。③三因制宜，重视天人合一。④攻补兼施，须辨清孰轻孰重。⑤寒热并用，注重调整阴阳。⑥重视整体，注重气机的调节。⑦祛痰化瘀，须贯穿治疗全程。⑧古方新用，注重学术的传承和创新。

方药体悟

一、单味药

1. 葛根

性味归经：甘、辛，凉；归肺、脾、胃经。

体悟：葛根一药体轻上行，可疏散风热而治外感表证发热，如葛根汤、桂枝加葛根汤。葛根升阳止泻，可治脾虚泄泻和湿热痢疾，用治脾虚泄泻，常配伍党参、白术等，如七味白术散；用治湿热泻痢，常配以黄连、黄芩等，如葛根芩连汤。葛根透发麻疹，用治疹出不畅，常配升麻等，如升麻葛根汤，以兼有津伤口渴者最为适宜。葛根还具有升发清阳、生津止渴作用，用治热病口渴或阴液不足，以及气阴两虚之口渴等。

2. 杏仁

性味归经：苦，微温，有小毒；归肺、大肠经。

体悟：杏仁苦温泄肺，润肠通便，为肺科之要药，一切新老咳嗽，寒热虚实者均可配伍使用。临床上常伍以麻黄治疗肺气不宣之咳喘；伍以青黛治疗肝火犯肺之胸痛咳血；伍以桔梗、甘草、麦冬、玄参治疗咽喉肿痛；伍以桃仁、麻仁、瓜蒌仁治疗肠燥便秘等。

注意：杏仁不宜阴虚咳嗽及大便溏泄者，其实大凡用药均须识其性而扬其长，临床配伍得当，则不拘其禁忌。

3. 川贝母

性味归经：甘、苦，微寒；归肺、心经。

体悟：川贝母具有清热润肺、化痰止咳、散结消肿之功，临床上常伍以沙参、麦冬、知母治疗阴虚肺燥之咳嗽；伍以黄芩、枇杷叶、桑白皮治疗痰热咳嗽；伍以玄参、牡蛎可以软坚散结。川贝母还有清心开窍之功，临床常伍以石菖蒲、连翘、牛黄等治疗高热神昏。

对于婴幼儿咳嗽，可用本品 3～5g 研成细末，拌少许蜂蜜，分次涂于乳母乳头，任小儿吮吸，方便、安全、有效。对于儿童不肯服药者，也可以用贡梨 1 枚，挖出梨核，填入川贝母粉 5g，蒸熟而食。

注意：川贝母反乌头，临床注意不要与乌头类中药配伍使用。

4. 冬瓜仁

性味归经：甘，寒；归肺、胃、大肠、小肠经。

体悟：冬瓜仁上清肺之蕴热，下导肠之积垢，乃治内痈之良品，如治肺痈的苇茎汤，治肠痈的大黄牡丹汤都用此药。冬瓜仁在治疗痰热咳嗽方面效果也很好，此时常与瓜蒌皮、桔梗、甘草、浙贝母等配合使用，往往能使胶结之黄稠痰稀释易出，则咳喘得平。

5. 桃仁

性味归经：苦、甘，平；归心、肝、大肠经。

体悟：桃仁活血祛瘀时，常配合红花、川芎等，能治妇人胸腹瘀血证。桃仁质润多脂，故能润燥滑肠通便，常伍以杏仁、瓜蒌仁、麻仁等。桃仁同时对咳喘也非常有效，古今治疗咳喘当首推杏仁，主要是邪气先入气分，故需杏仁之苦泄，但如果病程日久，多伤及血分，痰瘀阻络，而致咳喘迁延不愈，这时予桃仁配杏仁，气血同治，使气行则血濡，血行则气降，是以咳喘自愈。

注意：桃仁破血祛瘀，能堕胎，故孕妇慎用。

6. 补骨脂

性味归经：苦、辛，温；归肾、脾经。

体悟：补骨脂治肾虚阳痿腰痛，可配伍淫羊藿、杜仲、桑寄生、续断等。治疗妇人阳虚闭经，可用本品配伍熟地黄、当归、川芎、鹿角胶等；治疗脾肾阳虚五更泻，可用本品配伍肉豆蔻、吴茱萸、五味子等。补骨脂还可以治疗肾不纳气之虚寒喘咳，常配伍胡桃肉、蛤蚧、人参等。

二、验方

1. 咳嗽方

组成：炙麻黄 6g，杏仁 10g，甘草 10g，苇茎 15g，桃仁 10g，薏苡仁 30g，冬瓜仁 15g，黄芩 10g，浙贝母 15g，瓜蒌皮 15g，桑白皮 15g，鱼腥草 15g。

主治：咳嗽或喘，痰黄或白，胸闷，口干口苦，舌红，苔黄厚，脉弦滑。

2. 失眠方

组成：柴胡 15g，黄芩 10g，甘草 10g，党参 15g，半夏 10g，生姜 10g，大枣 15g，生龙骨（先煎）30g，生牡蛎（先煎）30g，浮小麦 30g，酸枣仁 15g，栀子 10g，厚朴 10g，枳实 10g。

主治：失眠多梦，心烦胸闷，口干口苦，舌红，苔黄，脉弦。

3. 眩晕方

组成：柴胡 15g，黄芩 10g，甘草 10g，党参 15g，半夏 10g，生姜 10g，大枣 15g，茯苓 30g，桂枝 10g，白术 10g，当归 10g，生牡蛎（先煎）30g，川芎 10g，生龙骨（先煎）30g。

主治：头晕眼花，天旋地转样，体位改变时明显，胸闷，舌淡红，苔白，脉弦滑。

典型案例

一、不寐

吴某，女，35 岁。

主诉：失眠 1 周。

现病史：患者近段时间因家事烦劳，于 1 周前出现失眠，进行性加重，遂于今日求诊。现症见失眠，梦多，心烦，心悸，纳可，尿黄，大便干，无气喘，舌边尖红，苔黄，脉细数。

中医诊断：不寐（心火亢盛）。

西医诊断：睡眠障碍。

治则：清心降火，镇心安神。

处方：生地黄 30g，通草 6g，竹叶 10g，甘草 6g，麦冬 30g，龙骨（先煎）30g，牡蛎（先煎）30g，黄连 6g。3 剂，每日 1 剂，水煎服。

二诊：患者睡眠明显改善，心烦、心悸亦减轻，大便软，舌边尖红，苔白，脉细。守上方加减。

处方：生地黄 15g，通草 6g，竹叶 10g，甘草 6g，麦冬 15g，龙骨（先煎）30g，牡蛎（先煎）30g，黄连 3g，当归 10g。3 剂，每日 1 剂，水煎服。

服 3 剂后，诸症消失。

按：患者失眠，梦多，心烦，心悸，尿黄，大便干，舌边尖红，苔黄，脉细数，当属心火亢盛，心神失守，故治宜清心降火，镇心安神。方选导赤散加减，加用龙骨、牡蛎以潜镇安神，麦冬、黄连清心泻火，养心安神。因患者大便干，故生地黄大剂量可以起到润肠通便作用。二诊患者睡眠明显改善，心烦、心悸亦减轻，大便软，舌边尖红，苔白，脉细，此时热象已明显减轻，故生地黄、麦冬、黄连减量；患者脉细，考虑阴血不足，加当归以养血安神。本案辨证准确，选方恰当，故能速效。

二、哮病

周某，女，32 岁。

主诉：发作性喉中哮鸣气喘 2 周。

现病史：患者素有哮喘病史，每于外感则易复发加重，本次缘于 2 周前受凉后复作哮喘，经静脉滴注抗生素、氨茶碱、激素等，白天已无喘息声，但夜间仍有喘鸣、气促、胸闷症状，遂求诊于中医。现症见神疲体倦，面色少华，恶寒怕风，出汗，气喘气短，胸中满闷，咳嗽，咳白色稀痰，夜间有喘鸣，二便调，无发热，无双下肢浮肿，舌淡，苔白，脉浮细缓。

中医诊断：哮病（营卫失调）。

西医诊断：支气管哮喘。

治则：调和营卫，降气平喘。

处方：桂枝 15g，白芍 15g，炙甘草 10g，生姜 10g，大枣 10g，厚朴 15g，杏仁 10g，半夏 15g。5 剂，每日 1 剂，水煎服。

二诊：患者喘息渐平，轻微咳嗽，咳痰，已不恶寒怕风，仍出汗，夜间偶有轻微胸闷气急感，舌淡红，苔薄白，脉细缓。守方去半夏加浮小麦。

处方：桂枝 15g，白芍 15g，炙甘草 10g，生姜 10g，大枣 10g，厚朴 15g，杏仁 10g，浮小麦 30g。5 剂，每日 1 剂，水煎服。

服 5 剂后，诸症悉除。

按：患者恶寒怕风，出汗，脉浮细缓，明显桂枝类方证，而伴气喘气短、胸中满闷、咳嗽、咳白色稀痰、夜间偶有喘鸣，则是肺失宣肃的表现。《伤寒论》云："喘家，作桂枝汤加厚朴杏子佳。"因此，予桂枝加厚朴杏子汤加减以调和营卫，降气平喘。因患者痰量较多，故加用半夏加强化痰之功。二诊诸症改善，痰量明显减少，故去半夏，加用浮小麦以敛汗。本案方证相切，故能速效。

三、胃痛

周某，男，59 岁。

主诉：反复胃脘部痞满疼痛 5 年，加重 1 个月。

现病史：患者有慢性胃炎病史 5 年，症状时有发作，曾多方求治而未能痊愈。1 个月前饮酒后复发，经多方中西医诊治，效不显，遂求诊。现症见胃脘痞满灼痛，两胁胀痛，嗳气反酸，纳可，大便溏，口干苦，小便黄，夜眠差，无恶心呕吐，舌红，苔黄厚，脉弦滑。

中医诊断：胃痛（寒热夹杂）。

西医诊断：慢性胃炎。

治则：寒热平调，消痞散结。

处方：黄芩 10g，砂仁（后下）6g，生甘草 10g，黄连 5g，川楝子 10g，党参 15g，大枣 15g，延胡索 30g，浙贝母 15g，干姜 6g，法半夏 10g。7 剂，每日 1 剂，水煎服。

二诊：服药 7 剂后，胃脘痞满疼痛、嗳气反酸、口干苦、夜眠差明显好转，两胁胀痛消失，大便成形，舌红，苔黄白，脉弦滑。效不更方，上方去川楝子、延胡索。

服 7 剂后，诸症消失。

按：患者素有胃病，脾胃已虚，兼之饮酒化热，而形成寒热夹杂之象。口干苦，胃脘痞，大便溏，为上热下寒痞证之半夏泻心汤主证，故方选半夏泻心汤。因两胁胀痛，辅以金铃子散清热疏肝，理气止痛；患者反酸，给予浙贝母制酸。二诊患者两胁胀痛消失，故去金铃子散。本案疗效显著，主要是因为善于抓经方主证，把握好半夏泻心汤主证，从抓主证选方用药，故获良效。

四、咳嗽

[案 1] 李某，女，39 岁。

主诉：咳嗽、咳痰 1 月余。

现病史：患者 1 个月前因外感后出现咳嗽、咳痰，经自服抗生素、止咳药（具体不详），疗效不佳，遂求诊。现症见咽痒咳嗽，遇风加剧，咳痰量少，色白黏夹泡沫，咽干，口干，纳可，二便调，无发热恶寒，无气喘哮鸣，舌边尖红，苔薄白，脉浮弦。

中医诊断：咳嗽（风痰犯肺）。

西医诊断：支气管炎。

治则：祛风化痰，宣肺止咳。

处方：生麻黄 6g，杏仁 10g，生甘草 10g，桔梗 10g，紫菀 15g，僵蚕 6g，荆芥（后下）10g，陈皮 10g，前胡 15g，川贝母 10g，蝉蜕 6g，玄参 15g，百部 10g。5 剂，每日 1 剂，水煎服。

二诊：咳嗽减轻，痰稀易咳，咽干、口干明显减轻，舌淡红，苔薄白，脉弦。前方去玄参加当归。

处方：生麻黄 6g，杏仁 10g，生甘草 10g，桔梗 10g，紫菀 15g，僵蚕 6g，荆芥（后下）10g，陈皮 10g，前胡 15g，川贝母 10g，蝉蜕 6g，当归 10g，百部 10g。3 剂，每日 1 剂，水煎服。

服 3 剂后，诸症皆除。

按：本案为感染后咳嗽。患者感冒后余邪未清，风痰恋肺，肺失宣降，上逆作咳，治疗上宜祛风化痰，宣肺止咳，故选三拗汤合止嗽散加减。方中加用川贝母加强润肺止咳化痰之力；因患者咽干明显，故加玄参以清热利咽；同时加蝉蜕、僵蚕，乃取虫类药具有较强搜风剔络之力，从而使客邪易散，肺气安宁。二诊时患者咳嗽减轻，痰稀易咳，咽干、口干明显减轻，舌淡红，苔薄白，脉弦，病情明显好转，热象减轻，故前方去玄参加当归以补虚润肺止咳。本案方证相切，故能速效。

［案 2］黄某，男，69 岁。

主诉：咳嗽、咳痰 2 月余。

现病史：患者于 2 个月前因劳累受凉后出现咳嗽、咳痰，曾经多方中西医诊治，症状虽有改善，但咳嗽、咳痰迁延不愈，遂慕名前来求诊。现症见咽喉作痒，咳嗽，咳白稠痰，量中，纳呆，口干欲饮，眠可，大便溏，小便调，无发热恶寒，无气喘哮鸣，舌淡红，苔白厚，脉弦滑。

中医诊断：咳嗽（痰浊阻肺）。

西医诊断：上呼吸道感染。

治则：燥湿化痰，宣肺止咳。

处方：杏仁 10g，陈皮 10g，法半夏 10g，茯苓 15g，桔梗 10g，苏子 15g，炙麻黄 6g，莱菔子 10g，白芥子 10g，白前 10g，枳壳 10g，生甘草 10g，苍术 10g，知母 10g，浙贝母 15g。5 剂，每日 1 剂，水煎服。

二诊：服药 5 剂后，咽痒、咳嗽减轻，痰量明显减少，质稀薄，大便成形，仍纳差，守上方加减。

处方：苏子 15g，杏仁 10g，陈皮 10g，茯苓 15g，白前 10g，桔梗 10g，炙麻黄 6g，莱菔子 10g，白芥子 10g，生甘草 10g，枳壳 10g，法半夏 10g，白术 10g，党参 15g。5 剂，每日 1 剂，水煎服。

服药 5 剂后，诸症消失。

按：患者咽喉作痒，咳嗽，咳白稠痰，量中，纳呆，口干欲饮，眠可，大便溏，小便调，舌淡红，苔白厚，脉弦滑，四诊合参，当属痰浊阻肺，故予麻杏二三汤加味以燥湿化痰，宣肺止咳；因痰黏稠，且口干欲饮，有热化之象，故加用二母散以清热化痰。二诊咽痒、咳嗽减轻，痰量明显减少，质稀薄，大便成形，仍纳差，考虑痰湿之证明显改善，热象已清，目前兼有脾虚，故原方去苍术、知母、浙贝母，加白术、党参以加强健脾之功。本案方证相切，变应及时，故能速效。

黎治荣

四诊合参，辨证论治

医家简介

黎治荣，男，1964 年出生，广东廉江人；教授，主任中医师，硕士研究生导师，茂名市中医院党委书记、院长。

黎治荣教授从医 30 余年，擅长中西医结合诊治内科疾病，尤其对中风、面瘫、失眠、头晕、头痛、癫痫、脑动脉硬化等神经内科疾病，以及胃病、咳嗽、哮喘、急慢性肠炎、高血压病、糖尿病等临床经验丰富，疗效显著。

黎治荣教授荣获"广东省第二批名中医师承项目指导老师""茂名市劳动模范"及茂名市第五、六、七批优秀专家和拔尖人才称号，享受市政府津贴，获市科技进步奖 9 项，在国家级、省级医学杂志上发表论文 10 多篇。

临床特色

黎治荣教授擅长中西医结合诊治内科疾病，临床治疗注重四诊合参，辨证论治，并参考现代医学科研成果，与时俱进，尤其对神经内科疾病如中风、面瘫、失眠、头晕、头痛、癫痫、脑动脉硬化等有丰富的临床治疗经验，对于常见内科疾病如胃病、咳嗽、哮喘、急慢性肠炎、高血压病、糖尿病等亦有丰富的诊疗经验，临床疗效显著。

方药体悟

一、单味药

1. 丹参

性味归经：苦，微寒；归心、肝经。

体悟：《本草正义》云："丹参，入血分，其功在于活血行血，内之达脏腑而化瘀滞，故积聚小而癥瘕破；外之利关节而通脉络，则腰膝健而痹着行。"丹参应用范围很广，用于血瘀中风作用佳；对瘀血阻滞，血行不畅所致肢体关节疼痛，疗效亦佳。丹参性寒，既能活血，又能凉血，用于湿热病热入营血所致高热，或神昏、烦躁，或斑疹、舌红绛等，也可用于疮痈或乳痈初起。丹参入心经，能清心凉血，除烦安神，既可用于热入心营之心烦不寐，又可用于心血不足之失眠、心悸。丹参活血行气，用于气滞血瘀所致之心腹痛、胸闷痛、胃脘痛等。

2. 川芎

性味归经：辛，温；归肝、胆、心包经。

体悟：川芎善于行散开瘀，功擅通行血脉，芳香走窜，有升降双向调节功能。张元素赞其能"上行头目，下行血海"，故用于气滞血瘀之中风、肢体麻木不仁、半身不遂等。川芎辛香升散，上行头目，善于祛风止痛，为治头风头痛之要药。川芎能下行血海，为活血调经常用之品，对月经不调，经行腹痛、有血块、色紫暗等有良效。川芎能行气开郁止痛，用于肝气郁结，胁肋疼痛、胸闷脘胀等。

3. 郁金

性味归经：辛、苦，寒；归心、肝、胆、肺经。

体悟：郁金能活血祛瘀止痛，《本草经疏》谓其"血分之气药"，故用于气滞血瘀所致之中风、头痛、手足麻木疼痛等。

郁金用于肝郁疏泄失常所致之胁痛。郁金能疏解肝郁，又能活血祛瘀，用于经行腹痛、月经不调等。郁金有清热凉血、祛瘀止痛之功，用于血热妄行的吐血、衄血、尿血等。郁金能利胆退黄，用治湿热黄疸。

4. 桃仁

性味归经：苦、甘，平；归心、肝、大肠经。

体悟：桃仁活血祛瘀力强，为治疗气滞血瘀，阻塞经络之上品，用于中风中经络，肢体麻木无力、头痛、语言不利等。桃仁又可用于瘀血阻滞之产后恶露不行，少腹疼痛，或跌打损伤，瘀滞作痛等。桃仁能润肠燥，通腑气，治津亏肠燥便秘。

5. 红花

性味归经：辛，温；归心、肝经。

体悟：红花专入血分，擅长活血祛瘀止痛，用于瘀血阻闭脑络，肢体麻木、语言不利、头痛及心腹瘀阻疼痛等。红花活血通经，治妇人瘀滞痛经、经闭等。红花活血消癥，治癥瘕积聚。

6. 牛膝

性味归经：苦、酸，平；归肝、肾经。

体悟：牛膝活血祛瘀力强，用于肢体麻木无力、活动不便、腰膝疼痛及中风属气滞血瘀者。牛膝有补肝肾、强筋骨之功，对于中风肝肾不足之腰膝无力、行走不便，用之甚佳。牛膝引血、引火下行，用于中风肝风内动，血气并走于上之头痛、眩晕、目赤、面红等。牛膝能导热下行，利尿通淋，用于因血热上行所致的吐血、衄血等。

7. 鸡血藤

性味归经：苦、甘，温；归肝、肾经。

体悟：鸡血藤既能行血补血，又能舒筋活络以利经脉，用于中风血虚风动或瘀滞所致肢体关节疼痛无力者。鸡血藤可补血、可行血，用于瘀滞经闭、腹痛、月经不调者，效果甚好。

8. 银杏

性味归经：甘、苦、涩，平，有小毒；归肺经。

体悟：银杏活血通络，用于中风瘀血阻络所致肢体麻木不仁、活动不利、口眼歪斜；又可通心络，用于胸痹、胸闷等。银杏有敛肺平咳喘之功，用于咳嗽、喘咳，多与麻黄、甘草配伍。银杏除湿收敛，可用于带下白浊诸症。

二、药对

1. 葛根、丹参

性味归经：葛根甘、辛，凉；归脾、肺、胃经。丹参苦，微寒；归心、肝经。

体悟：葛根和丹参是中药药对的经典配伍。葛根味甘辛而平，古代文献多谓其为升阳解肌之品，少言其有活血功效。现代研究发现，葛根有活血通络功能，用治心脑病，治验甚多。如治胸痹，常取葛根祛瘀通络之功；治眩晕，取其祛风解痉之力，随证配伍，用治冠心病、高血压、中风等，效验颇多。丹参作用平和，活血而不伤正，为活血化瘀之要药，古有"一味丹参，功同四物"之说。但临证体会发现，本品补血力稍逊，而偏于活血止痛，上行入脑，下行归心，常用于心脑病属气滞血瘀者。葛根与丹参配伍，气血共调，起到调气活血之效，临床上用于治疗气滞血瘀，络道不和所致缺血性中风、头晕、头痛、胸痹、胸胁胀痛诸症。

2. 桃仁、红花

性味归经：桃仁苦、甘，平；归心、肝、大肠经。红花辛，温；归心、肝经。

体悟：桃仁和红花配伍，源自《医宗金鉴》的桃红四物汤，是临床治疗血分证最常用的药对。桃仁入血分，破血行瘀，破瘀力强；红花活血通经，行血力强。二药配伍，相互促进，活血通经，祛瘀生新。此药对不仅在妇科、心血管疾病中运用广泛，脑血管疾病也经常运用，且疗效显著。

3. 首乌藤、茯神

性味归经：首乌藤甘，平；归心、肝经。茯神甘、淡，平；归心、脾、肾经。

体悟：首乌藤其名缘于"雌雄相交，夜合昼疏"的特性，与睡眠的生理性变化相通，临床上被广泛用于失眠的治疗；茯神有宁心安神之功。二药皆入心经，用于心肝阴血亏虚，心神不宁而致的失眠。

4. 黄精、制何首乌

性味归经：黄精甘，平；归脾、肺、肾经。制何首乌甘、涩，微温；归肝、肾经。

体悟：临床上中风、眩晕、失眠、痴呆见腰膝酸软、耳鸣耳聋由肝肾不足引起者，可配合运用黄精滋肾阴、补脾气；制何首乌补肝肾、益精血。两药合用，补肾益精，疗效甚佳。

三、验方

1. 菖蒲莲心汤

组成：石菖蒲 10g，莲子心 6g，远志 8g，茯神 20g，麦冬 15g，合欢皮 15g，甘草 5g，首乌藤 15g，生龙骨（先煎）30g，磁石（先煎）30g，丹参 15g，黄连 5g，生牡蛎（先煎）30g。

功效：清心泻火，健脾化痰，行气活血。

主治：心火、血瘀、痰阻所致失眠多梦等。

2. 加味补阳还五汤

组成：黄芪 30g，当归 12g，川芎 12g，赤芍 12g，桃仁 10g，红花 5g，地龙 10g，丹参 20g，葛根 20g。

功效：补气，通络，活血。

主治：中风，半身不遂，口眼歪斜，面瘫，口角流涎，脑血管病后遗症。

3. 桃仁温胆汤

组成：桃仁 10g，大黄 10g，芒硝 10g，制半夏 10g，陈皮 6g，茯苓 12g，竹茹 12g，枳实 10g，石菖蒲 10g，钩藤（后下)12g,炙远志 6g,甘草 3g。

功效:活血化瘀,清热通腑,涤痰泄浊。

主治:用于痰瘀互结所致的中风闭证。

4. 通腑化痰汤

组成:钩藤 20g,枳实 10g,厚朴 10g,全瓜蒌 30g,桃仁10g,竹茹 10g,制半夏 10g,玄明粉(每次半量冲服,每日服2次)6g,怀牛膝 10g,生大黄 5～10g。

功效:通腑化痰,祛瘀通络。

主治:中风中经络,半身不遂,语言不利,神清,伴大便秘结,口中腐臭,舌苔厚腻而黄,脉沉滑。若出现神识恍惚,欲向中脏腑证转化,也可应用。

加减:上肢不遂者,可加桑枝 30g,红花 5g;下肢不遂者,可加续断 12g,桑寄生 12g;肢体肿胀者,可加红花 5g,地龙 10g,络石藤 30g,伸筋草 20g;患肢胀痛者,加红花10g,川芎 10g,鸡血藤 20g。

典型案例

一、中风(中经络)

林某,男,68 岁。

主诉:突发左侧肢体麻木无力 3 天。

现病史:3 天前患者突然出现左侧肢体麻木无力,活动不利,口眼歪斜,语言尚清,并逐渐加重,故来诊。现神志清,左侧肢体肌力 Ⅳ 级,伴头痛、头晕,大便 3 天未解,舌红,苔黄厚腻,脉弦滑有力。

中医诊断:中风——中经络。

西医诊断:脑梗死。

治则:通腑化痰,祛瘀通络。

处方：通腑化痰汤。

生大黄 10g，枳实 10g，厚朴 10g，全瓜蒌 30g，制半夏 10g，玄明粉（冲）6g，钩藤 20g，桃仁 10g，竹茹 10g，怀牛膝 10g。

二诊：患者服药 2 剂后，大便已通畅，头晕头痛明显减轻，肢体仍麻木、乏力，活动不便，且觉胀痛。上方去大黄、玄明粉，加红花 10g，川芎 10g，地龙 10g。

服药 3 剂，肢体胀痛缓解，麻木乏力减轻，其他诸症好转。

按：中风病，邪中经络者，常半身不遂、活动不便、口眼歪斜，伴大便秘结不通、口臭等阳明痰热结滞、腑气不通之证。张仲景云："邪在于经，即重不胜。"后世医家又提出邪中于经，必归于腑。因此，本案治应通其阳明腑气，使大便通畅，热毒外出，方用大黄、枳实、厚朴通腑泄热；同时，本案还有痰浊瘀血阻滞，经络血脉不通，故又需用半夏、瓜蒌、竹茹等化痰通络；桃仁、牛膝能活血祛瘀，润燥通络；钩藤平肝息风，舒筋活络；玄明粉通腑泄热，软坚。二诊用川芎加强活血通窍作用，地龙、红花祛风通络，以缓解肢体胀痛、麻木、乏力的症状，用药 3 剂后，诸症好转。

二、中风（中脏腑）

黄某，男，60 岁。

主诉：突发不省人事，右侧肢体抽动 1 天。

现病史：患者 1 天前突发不省人事，右侧肢体抽动，伴喉中痰鸣，尿失禁，大便秘结未解，舌红，苔黄腻，脉滑数。血压高至 206/120mmHg，平素嗜酒。

中医诊断：中风——中脏腑（闭实之重症）。

西医诊断：脑梗死。

治则：清热通腑，活血化瘀，涤痰泄浊。

处方：桃仁温胆汤。

　　大黄 10g，芒硝 10g，桃仁 10g，制半夏 10g，陈皮 6g，钩藤（后下）12g，茯苓 12g，竹茹 12g，枳实 10g，甘草 3g，石菖蒲 10g，炙远志 6g。

　　服药 1 剂后，大便未通，但见肠鸣矢气频频。根据"下之不通，是下证也"的观点，续以原方加怀牛膝 10g，药后排出结粪而神清语楚，血压下降，肢体抽搐缓解，胃纳渐好，但仍右侧肢体偏瘫、言语謇涩、咳嗽痰多，予温胆汤合桃红四物汤加减治疗月余，患者右侧肢体可活动，扶拐杖可行走，言语渐清。

　　按：中风闭证，邪入于腑，痰火结于阳明，上蒙神机，可致神志昏迷。而腹部胀满，按之皱眉，似有所苦，大便不行，或泻下臭秽黏垢焦黄粪便，口噤、口臭，喉中痰鸣有声，舌苔厚腻，脉滑数，往往开之不应，必须通利腑道，泻其痰火，兼以涤化，临床上常应用经验方桃仁温胆汤活血化瘀，清热通腑，涤痰泄浊，可获良效。该方主要是取桃核承气汤下其瘀热，温胆汤清化痰热，药用桃仁、大黄破血通瘀，芒硝、枳实下其痰火；辅以半夏、陈皮、茯苓、竹茹等清热化痰；甘草安中并调和诸药。瘀行络通则不致郁而生热，热清火平则不致蒸液成痰，既能阻断产生内风的病理环节，又能使上逆之瘀热痰浊从下而泄，神机遂得复苏。

三、不寐

林某，女，58 岁。

主诉：失眠伴头晕、乏力 1 月余。

现病史：患者近 1 个月来不易入睡，多梦易醒，神疲食少，伴头晕、倦怠乏力，口干，舌淡红，苔薄白，脉弦细。既往有高血压病史，血压 130/90mmHg。

中医诊断：不寐（心阴不足）。

西医诊断：睡眠障碍。

治则：宁心安神。

处方：石菖蒲 10g，茯苓 20g，麦冬 10g，党参 10g，丹参 15g，五味子 10g，合欢皮 15g，首乌藤 15g，酸枣仁 10g，柏子仁 15g，甘草（炙）5g，红莲子 20g，远志（蜜）10g。3 剂，每日 1 剂，水煎服。

二诊：服上方 3 剂，患者已容易入睡，但多梦易惊醒，神疲食少、头晕、倦怠乏力、口干症状减轻，舌淡红，苔薄白，脉弦细。因有夜间惊醒，上方加远志 9g，磁石（先煎）30g、生龙骨（先煎）30g。5 剂，每日 1 剂，水煎服。

服 5 剂，患者失眠、头晕、乏力、纳差症状基本缓解。

按：不寐的病机为七情、六淫、饮食内伤等因素致阳盛阴衰，阴阳失交，神不入舍而发，治疗可选用经验方菖蒲莲心汤加减。本例患者平素倦怠乏力、头晕，脉弦，为心阴不足，而虚火症状并不明显，故用菖蒲莲心汤去生龙骨、生牡蛎、磁石、黄连，加酸枣仁、柏子仁以养心安神；党参、五味子益气敛阴，以养心神。全方共奏滋阴养血、宁心安眠之功。

四、眩晕

龙某，女，78 岁。

主诉：头晕 1 年余。

现病史：患者 1 年多前无明显诱因出现头晕，伴精神萎靡，腰酸膝软，少寐多梦，健忘，视力减退，舌红苔少，脉细数。

中医诊断：眩晕（肾精不足）。

西医诊断：脑动脉硬化。

治则：滋阴补肾，益精填髓。

处方：熟地黄 15g，山药 20g，山茱萸 10g，茯苓 10g，泽泻 10g，丹参 10g，牡丹皮 10g，何首乌（制）10g，黄精 10g，葛根 20g，炙甘草 5g。5 剂，每日 1 剂，水煎服。

二诊：服上方 5 剂，患者头晕大为减轻，精神好转，仍腰膝酸软、健忘、视物欠清，夜寐稍差。加鹿角胶 12g，龟甲

15g，以益精填髓；阿胶 12g，以交通心肾、养心安神。共 5 剂，每日 1 剂，水煎服。

三诊：服药后头晕缓解，精神好转，夜寐可，余症渐轻，守上法调理善后。

按：眩晕之病，其病位在清窍，由脑髓空虚，清窍失养及痰火、瘀血上犯清窍所致，与肝、脾、肾功能失调关系密切，临床上常见本虚标实之证。本案患者年事已高，且病久，舌红少苔，脉细，为肾精不足，髓海空虚，脑窍失养而发之眩晕。临床上，此类患者多兼有高血压病及脑动脉硬化，即兼有血脉瘀阻，血行不畅之致病因素，故治疗上需兼用活血法。本案运用六味地黄丸滋阴、补肾；制何首乌、黄精补肝肾、益精血；丹参、葛根升阳活血，以达补肾活血之力；加龟甲、鹿角胶益精填髓；阿胶交通心肾，养心安神。

五、腹痛

许某，女，59 岁。

主诉：上腹闷痛 6 月余。

现病史：患者 6 个月前无明显诱因出现上腹满闷胀痛，时轻时重，饭后明显，打嗝及排气后减轻，嗳气，纳呆便溏，神疲乏力，少气懒言，舌质淡，苔薄白，脉细弱。既往有慢性胃炎病史；查体腹平软，无压痛。

中医诊断：腹痛（脾胃虚弱）。

西医诊断：慢性胃炎。

治则：益气健脾，理气止痛。

处方：党参 25g，佛手 10g，茯苓 20g，香附 10g，郁金 10g，紫苏叶 10g，木香（后下）6g，半夏（制）9g，白术（炒）12g，甘草（炙）5g，陈皮（制）10g，春砂仁（后下）6g。5 剂，每日 1 剂，水煎服。

二诊：服上方 5 剂，腹部闷痛大减，嗳气减少，疲倦乏力明显减轻，胃纳渐佳，大便已成形。守上方再服 7 剂。

服药 7 剂，诸症缓解。

按：腹痛可由多种病因引起。本例病程已久，病情复杂，为虚实夹杂，脾胃为主要病变脏腑，也与肝脏相关。脾胃气虚日久，湿邪困阻，气机不畅，致胃气阻滞，和降失常，则胃脘疼痛兼腹泻，故以香砂六君子汤益气健脾，行气化湿。叶天士云："肝为起病之源，胃为传病之所。"亦云："凡醒胃必治肝。"对于急慢性胃肠疾病的治疗，应注重疏理肝气，木气条达则能和中止痛。因此，本例加用香苏散理气和中，佛手、郁金疏肝理气，与香砂六君子汤共奏益气健脾、理气止痛之功。

六、湿温

陈某，男，46 岁。

主诉：发热、头痛 20 天。

现病史：患者 20 天来一直发热，体温最高达 38.9℃，伴双颞、额部胀痛，双眼疼痛，视物模糊不清，疲乏，纳差，到当地某医院住院治疗，检查后诊断为新型隐球菌脑膜炎，予两性霉素 B 静脉注射及鞘内注射治疗，症状稍好转，但仍有头痛，双眼疼痛，发热，并且用药后患者胃纳差明显，间或恶心欲呕，无法耐受，遂转我院进一步治疗。

体格检查：神清，言语流利，对答切题，四肢肌力、肌张力正常，病理征未引出。舌淡，苔厚腻，脉浮滑。

中医诊断：湿温（湿热困阻少阳）。

西医诊断：新型隐球菌脑膜炎。

治则：清热化湿，和解少阳。

处方：青蒿 8g，黄芩 10g，竹茹 10g，法半夏 15g，陈皮 8g，薏苡仁 30g，茯苓 30g，枳实 10g，滑石（包煎）20g，丝瓜络 10g，虎杖 10g，甘草 6g。5 剂，每日 1 剂，水煎服。

二诊：上方服 5 剂，患者神志清，精神稍好转，无发热，头痛减轻，胃纳稍好转，大便仍难解，舌淡，苔厚腻，脉浮滑。用药后症状好转，发热缓解，继续以上治疗方案，同时加强化湿之力。

处方：竹茹 10g，法半夏 15g，茵陈蒿 15g，陈皮 5g，石菖蒲 15g，薏苡仁 30g，茯苓 30g，枳实 10g，白芥子 12g，生大黄（后下）9g，麦芽 15g，胆南星 12g。5 剂，每日 1 剂，水煎服。

三诊：上方服 5 剂，患者神志清，精神好转，无发热，头痛基本缓解，视物模糊明显好转，但呕吐明显，胃脘微闷，知饥不食，进食即呕，舌淡，苔厚腻，脉滑。考虑为湿困脾胃，脾胃不醒，治以辛开苦降、和胃止呕。脾为湿土之脏，胃为水谷之海，湿温之病，多以脾胃为中心。在治疗过程中，脾胃功能的状态、中气的盛衰决定着病情的转化和发展趋势。

处方：法半夏 12g，黄连 4g，黄芩 8g，陈皮 8g，茯苓 25g，吴茱萸 3g，竹茹 9g，生姜 15g，白术 15g，乌梅 15g。5 剂，每日 1 剂，水煎服。

四诊：上方服 5 剂后，患者神志清，精神好转，无呕吐，但腹胀，胃纳仍欠佳，舌淡，苔白厚，脉沉。患者久病、长期用药，损伤脾阳，治以温补脾阳。

处方：党参 20g，白术 15g，干姜 8g，茯苓 20g，法半夏 12g，生姜 10g，熟附子（先煎）10g，肉桂（焗服）5g，陈皮 8g，甘草 6g。5 剂，每日 1 剂，水煎服。

治疗后患者精神可，无发热，头痛基本缓解，视物模糊、行走不稳明显好转，无呕吐，胃纳逐渐好转。

按：患者急性起病，发热为低中热，迁延不愈，脾胃症状明显，舌苔厚腻，应属温病之湿温。湿温多发于长夏、初秋气候炎热、雨湿较多之季（大暑至白露间），而该患者起病在 10 月，此时岭南气候特点还处于雨水较多季节，故辨为湿温。患者头痛为双侧太阳穴痛，伴双眼痛，属于少阳经循行部位，故定位在少阳。其治法为清热化湿，和解少阳。患者自始至终有纳呆、恶心呕吐，考虑累及脾胃，后期邪去正虚，脾阳虚表现明显，均符合湿温以脾胃病变为中心的特点。

七、内伤杂症

李某，女，51岁。

主诉：口干口苦、心烦胸闷5年。

现病史：患者自述5年前无明显诱因出现口干口苦，心烦，胸闷，腹痛，以小腹为主，尿频，总觉尿不尽，腰痛，睡眠差，难以入睡，一晚醒来5～6次，困倦乏力，纳差，舌淡，苔薄微黄，脉弦。

中医诊断：内伤杂症（半表半里证）。

西医诊断：更年期综合征。

治则：疏肝和胃，和解少阳。

处方：小柴胡汤加茯苓、竹茹。

柴胡12g，法半夏15g，党参12g，炙甘草5g，黄芩3g，生姜5g，大枣10g，茯苓15g，竹茹15g。7剂，每日1剂，每日3次，水煎服。

二诊：服上药7剂后，患者述整个人轻松许多，困倦乏力明显减轻，睡眠改善，一晚醒来2～3次，每晚能睡4～5个小时，仍有轻微口干、口苦，心烦欲呕，腹痛未减轻，以小腹为主，时有腹泻，尿频，总觉尿不尽，舌淡，苔薄微黄，脉弦紧。胸中有烦热，欲呕吐，舌苔黄，乃胸中有热之表现；腹中痛，肠鸣泄泻，脉弦紧，系胃中有寒之见症，因胸热胃寒而致升降失司，以黄连汤治疗。

处方：黄连9g，炙甘草9g，干姜9g，桂枝9g，党参6g，法半夏6g，大枣6g。5剂，每日1剂，每日3次，水煎服。

三诊：自述无困倦乏力，睡眠好，早上起床仍有轻微口干、口苦，小腹痛减轻，但有腹胀，大便黏腻，早上解大便2次，舌淡苔薄，脉弦滑。此为寒与湿结于胃肠，故在上方基础上加茯苓、炒栀子以化湿。

处方：黄连9g，炙甘草9g，干姜9g，桂枝9g，党参6g，法半夏6g，大枣6g，茯苓20g，炒栀子15g。5剂，每日1剂，每日3次，水煎服。

四诊：患者口干、口苦明显减轻，无腹痛腹胀，大便仍黏腻，舌淡苔薄，脉弦滑。守原方再服5剂。

五诊：服第3剂复诊，述受凉后出现头痛，以左侧耳上及颠顶部为主，呈紧缩感，舌淡苔薄，脉弦紧。寒主收引，寒性凝滞，血得温则行、得寒则凝，辨为寒客于少阳、阳明，在上方基础上加柴胡、吴茱萸引经。

处方：黄连9g，炙甘草9g，干姜9g，桂枝9g，党参6g，法半夏6g，大枣6g，茯苓20g，炒栀子15g，柴胡10g，吴茱萸6g。2剂，每日1剂，每日1次，水煎服。

2剂之后，患者头痛全消，去柴胡、吴茱萸，继服7剂，病痊愈。

按：《伤寒论》第96～100条共六条原文阐述小柴胡汤的主证、基本病机及其特性、小柴胡汤方的药物组成与加减应用。小柴胡汤证的四大主证是往来寒热、胸胁苦满、嘿嘿不欲饮食与心烦喜呕。伤寒中风，有柴胡证，但见一证便是，不必悉具。小柴胡汤的组成可分成三部分：①柴胡、黄芩清解少阳邪热。柴胡味苦微寒，轻扬升散，使邪热外达，祛邪而不伤正，为本方主药。黄芩苦寒以泻火，能清里热，与柴胡配伍，使邪热大部分外达，一部分下泄，作用比较全面。②人参、炙甘草和大枣扶正，功能益气和中，适合于少阳病正气已略有不足之证。③半夏、生姜和胃止呕。本案因小便不利、睡眠差，为水气停留，影响及心，故在小柴胡汤的基础上加茯苓、竹茹以利水宁心。

小柴胡汤临床上不仅用于伤寒之类的外感病，而且用于内伤杂病，如胃黏膜脱落、慢性浅表性胃炎、慢性萎缩性胃炎、胃术后倾倒综合征、胃和十二指肠溃疡、慢性肝炎、慢性胆囊炎、胃神经官能症及肠胃的癌变等，还可用于心肌梗死、室性早搏、慢性肾炎等疾病的治疗，亦可用于疮疡热毒聚于胃而见腹痛呕吐，或妇人血气痛及疝瘕攻心作痛诸症。

　　黄连汤中，黄连苦寒以清胸中之热，干姜辛温以祛胃中之寒，二药共奏清上温下、平调寒热之功，为君药。半夏和胃降逆，桂枝温阳升清，二药共用，使升降复司，胃肠安和，为臣药。党参、大枣补中益气，共奏扶正以祛邪之功，为佐药。甘草调和诸药，为使药。

　　黄连汤无论是治疗消化道疾病，还是心肾疾病等，都必须符合其主治病机，才能取得治疗效果。黄连汤主治病机为寒侵于脾，脾气不运，热袭于胃，胃气不降；或热蕴于胸，寒蕴于胃，以此而演变的上热下寒证。临床主要症状为腹中冷痛，大便溏泄，脘腹不舒或疼痛，胃脘灼热，或胃脘畏寒，或胸中烦热，口苦，欲呕吐，舌淡，苔薄黄。现代药理研究发现，黄连汤具有抑制胃酸分泌、降低胃蛋白酶活性、提高胃黏膜前列腺素 E_2 的含量、增加胃黏膜血流、促进肠胃运动、抗炎、镇痛、抗溃疡、镇吐、提高机体免疫力、抗菌等作用。总之，临床上只要符合"伤寒胸中有热，胃中有邪气"的病理变化，谨守清上温下、升降阴阳、平调寒热、和胃降逆的治疗原则，皆可灵活应用黄连汤加减化裁治疗，并能收到满意的治疗效果。

潘金辉

调理气机，肝脾同治

医家简介

潘金辉（1946—2020），男，教授，主任医师。曾任湛江市第一中医医院大内科主任、湛江市胃肠病研究所所长、湛江市消化学会副主任委员；1996 年被湛江市人民政府授予"湛江市名中医"，2001 年被广东省人民政府授予"广东省名中医"，2007 年被湛江市科协授予"湛江市优秀科技工作者"。

潘金辉教授精通内、外、妇、儿科疾病的治疗，尤其对内科诸多疾患见解独特，疗效突出。其从医 40 余年，救治过无数危急疑难病症。潘金辉教授是一位学验俱丰的中医临床家，在中医临床、教学、科研领域辛勤耕耘，积累了丰富的临床经验，培养了很多优秀的中医人才，获得了丰硕的科研成果。

潘金辉教授的经验方加味柴平颗粒剂的相关研究获得湛江市科技进步二等奖。

临床特色

重视舌诊，四诊合参：潘金辉教授以舌象的状况作为指导立法及处方用药的重要依据。如舌质淡苔薄白，多为脾胃虚寒，常用黄芪建中汤加减；舌质瘦薄而偏红少苔者，多为阴虚火旺，常用一贯煎加减；舌质瘦薄而偏淡者，多为气血两虚，常用归脾汤加减；舌淡白而胖嫩或有齿痕者，多为脾阳不足，痰湿内停，常用苓桂术甘汤加减。

重在健脾，肝脾同治：潘金辉教授认为，肝与脾无论在生理上还是在病理上，都有着很密切的联系。因此，在脾胃疾病的诊疗中要肝脾同治，在益气健脾的同时，加入柴胡、郁金、佛手、川楝子、香附、延胡索等疏肝理气之品，能够起到更好的疗效。又如症见胸胁胀满、纳呆腹胀、腹痛欲泻、泻后痛减或便溏不爽之泄泻，证属肝郁脾虚，常以六和汤合痛泻要方加减治之。

注重调理气机，顺应脏腑习性：潘金辉教授认为，脾胃居中，脾气主升而胃气主降，相反而相成，为脏腑气机升降的枢纽。在治疗脾胃病时，要注意调理气机，用药也要顺应脏腑升降特点，使脾胃升降如常。

调理情志，注重饮食调复：潘金辉教授在脾胃病的治疗过程中，强调调理情志和饮食调复的重要性。潘老临证每每强调服药的同时，一则叮嘱患者要注意调理情志，以防情志内伤，二则叮嘱患者要按时进餐，忌生冷、辛辣、厚腻之品。这两点在脾胃疾病的治疗与康复中有着重要的意义。

方药体悟

一、单味药

1. 半夏

性味归经：辛，温，有毒；归脾、胃、肺经。

体悟：治疗寒痰，多用本品配伍生姜、干姜、附子、苍术、橘红等；治疗风痰，多用本品配伍皂角、天麻、南星等；治疗经络、四肢、皮里膜外之痰、中风等，多用本品配伍竹沥、白芥子。

姜半夏偏治呕吐；清半夏偏化痰燥湿，健脾胃；半夏曲化痰兼助消化。

2. 神曲

性味归经：甘、辛，温；归脾、胃经。

体悟：对饮食积滞致胃胀、腹痛、食欲不振，用本品配伍麦芽、山楂、炒莱菔子、藿香、陈皮、枳实等；对饮食久积，痰食互结而生痞块，用本品配伍山楂核、苍术、白术、三棱、莪术、麦芽、红花、桃仁、生牡蛎、炙鳖甲等；对脾胃虚弱，食欲不振、消化不良等，用本品配伍党参、白术、茯苓、炙甘草、陈皮、谷芽、麦芽。

神曲炒焦消食力增加，生用除健脾开胃外，兼有发散之力，故食积兼有外感发热者，本品宜生用。本品帮助金石药品消化、吸收，故用磁石、赭石等金石药时可佐以神曲，既助运化吸收，又保护消化道。

3. 陈皮

性味归经：苦、辛，温；归脾、肺经。

体悟：化橘红化痰效果最好，对痰多、稠、白黏者适用；广橘红偏轻清入肺，适于外感咳嗽痰多胸闷者。陈皮理气开胃，消胀作用大于橘红，橘红化痰作用大于陈皮。橘络化痰通络，常用于咳嗽、胸胁闷痛及手指麻木；橘核散结止痛，用治疝气痛；橘叶疏肝解郁，用于胸胁闷痛、乳房发胀；青皮偏入肝胆，破气散滞，兼治疝；陈皮偏入脾肺，理气和胃兼化痰。

注意：本品性香燥，过用、久用耗散正气。

4. 甘草

性味归经：甘，平；归心、肺、脾、胃经。

体悟：生甘草有清热解毒及润肺的作用，常用于痈疽疮疡，阴疽配伍熟地黄、麻黄、鹿角胶、肉桂、白芥子、桂枝等；配伍杏仁、贝母、炙枇杷叶、瓜蒌、知母、黄芩等，用于肺热咳嗽；配伍桔梗、射干、牛蒡子、玄参等，用于咽喉肿痛。甘草有缓急作用，可缓解胃肠道平滑肌痉挛，如芍药甘草汤，可用于因误用汗法伤及阴血而出现的厥逆、脚挛急不伸等症。甘草药性和缓，通行十二经，可升可降，与补、下、寒、热、湿、凉等各类药配合，有调和药性的作用。

注意：甘草反海藻、大戟、甘遂、芫花。

5. 枳实

性味归经：苦、辛、酸，微寒；归脾、胃经。

体悟：枳实善破肠胃结气，对心下痞痛、胃脘硬胀、食滞腹胀腹痛、大便不畅者，配伍枳壳、木香、槟榔、神曲、麦芽、山楂、大黄等。治胆道感染、胆囊炎引起脘腹胀满、呕逆、食物不下、两胁胀闷等，用小柴胡汤减党参、甘草，加枳实、槟榔、大黄、玄明粉等。枳实有下气导滞、通大便作用，用于胃肠有积滞而大便秘结不通之证，如大小承气汤。枳实破气散结作用强，对气结而成积滞，因气结而痰阻者，用枳实破气散结，气行则积消，气行则痰行。

6. 当归

性味归经：甘、辛，温；归肝、心、脾经。

体悟：当归配黄芪、党参可补气生血；当归配大黄、牛膝可破下部瘀血；当归配川芎、苏木、红花、桔梗可祛上部瘀血；当归配桂枝、桑枝、路路通、丝瓜络可通达四肢，活血通络。

白芍补血偏于养阴，其性静而主守；当归补血偏于温阳，其性动而主走，血虚生热者宜用白芍，血虚有寒者用当归。

当归头和当归尾偏活血破血；当归身偏补血养血；全当归既补血又活血；当归须偏活血通络；酒当归偏行血活血，土炒当归用于血虚见大便溏软者；当归炭用于止血。

7. 砂仁

性味归经：辛，温；归脾、胃、肾经。

体悟：砂仁可治疗因气滞及脾胃寒湿而引起的脘腹胀满、痰湿积滞、呕吐、泄泻、腹痛等。肺脾胃虚寒而致泄泻，用砂仁有温脾、散寒、燥湿作用。对因妊娠胃气上逆而致胎动不安、胸闷、呕吐等，用砂仁配苏叶、藿香、黄芩、白术、木香、当归等，以安胎和中。重用熟地黄等滋腻补药时，用砂仁可避免滋腻妨碍消化。

豆蔻与砂仁均行气调中，但豆蔻和胃止呕作用胜于砂仁，砂仁暖胃燥湿作用胜于豆蔻。肉桂、砂仁均入肾，引火归元时用肉桂，引气归元时用砂仁。

8. 干姜

性味归经：辛，热；归脾、胃、肾、心、肺经。

体悟：干姜能引血分药入血中而生血，引附子入肾而祛寒回阳，并温助心肺阳气。由脾胃虚寒或寒邪影响脾胃运化功能致脘腹冷痛，喜热喜按，或吐或泻，用干姜温胃散寒。干姜可用于亡阳虚脱，如四逆汤。由于阳气虚，水湿不化，聚而为饮，水饮寒痰上犯于肺，致咳嗽吐白色稀水泡沫痰、气喘、畏冷、头眩、不欲饮水者，用干姜配伍细辛、五味子，名"姜辛味"之法，有温肺、开肺、合肺之功，如小青龙汤。干姜配麻黄，可去伏于肌腠中寒邪，但必须详细辨证，确诊为寒邪者。

薤白辛苦温肾，入心经，通气滞，助胸阳而治胸痹；干姜辛温入脾经，兼入心肺，助阳而补心气。临床上注意辨证应用。

炮姜炭偏于温经止血，治小腹、脾肾之寒；干姜偏用治胃脘、脐腹、心肺之寒。

9. 木香

性味归经：辛、苦，温；归脾、胃、大肠、胆、三焦经。

体悟：①木香偏行肠胃滞气，用于肠胃气滞所致胃脘胀闷疼痛、脘膈间胀闷嗳气、腹胀腹痛等，常配伍藿香、香附、高良姜、槟榔、砂仁、草豆蔻、丁香等，兼胁痛加川楝子、青皮、枳壳。②木香有芳香化湿作用，对肠胃气滞，湿停不化的呕吐、腹痛、泄泻，常配伍藿香、佩兰、竹茹、半夏、茯苓、灶心土、木瓜、黄柏、黄连等。③香连丸是治疗痢疾常用方，临床常以此为基础方进行加减。如湿重加薏苡仁、苍术、茯苓、车前子；热重加黄芩、黄柏、白头翁、马齿苋；食滞加焦三仙、槟榔、炒鸡内金；有表证加葛根、荆芥；有寒加吴茱萸、肉桂、干姜；腹痛重或大便脓血多重用白芍，并加当归。④木香配砂仁，治脘腹痞满；木香配槟榔，除里急后重；木香配莱菔子，治腹胀；木香配小茴香，治疝痛；木香配乌药，治小腹气逆作痛。

10. 柏子仁

性味归经：甘、平；归心、肾、大肠经。

体悟：①柏子仁补心气，养心血而安神，对思虑过度，心脾受损出现心慌不安、惊悸失眠、盗汗等，配伍地黄、酸枣仁、当归、党参、茯苓、麦冬、五味子、远志等。②柏子仁有养血润肠作用，如五仁丸。

合欢花治肝郁失眠，首乌藤治阴阳不交失眠，柏子仁治心虚失眠；郁李仁治幽门气结之便秘，柏子仁治血虚肠燥便秘。

二、验方

1. 胃肠型感冒方

组成：藿香 10g，陈皮 5g，苏梗 5g，神曲 10g，黄连 5g，茯苓 20g，厚朴 10g，大腹皮 10g，莱菔子 10g，半夏 10g，甘草 5g。

功效：解暑，止呕，化浊。

主治：发热，头痛，咳嗽，流涕，周身不适，食欲差，恶心，呕吐，腹痛，腹泻，苔薄白，脉浮。

2. 功能性肠病止泻方

组成：党参 20g，白术 15g，茯苓 20g，扁豆 30g，陈皮 5g，神曲 10g，干姜 5g，乌梅 10g，石榴皮 15g，山药 20g，炙甘草 5g，木香（后下）6g。

功效：健脾，补气，止泻。

主治：大便溏薄或泄泻，迁延反复，饮食减少，食后脘闷不舒，稍进油腻食物则大便次数增多，面色萎黄，神疲倦怠，舌淡苔白，脉细弱。

典型案例

一、泄泻

吴某，女，41岁。

主诉：反复腹泻3年余。

现病史：患者自述3年前因进食冰冻食品后出现腹泻，每日3～4次，曾于多家医院就诊，查电子结肠镜示慢性结肠炎，经中西药物治疗后虽有好转，但时常反复发作。现症见大便稀溏，夹有食物残渣及黏液，进食生冷即腹泻加重，伴有腹冷痛，便时有肛门下坠不尽感，畏寒，畏生冷，症状夏天轻冬天重，口不干、不苦，纳少，舌质淡，苔白厚，脉沉细。

中医诊断：泄泻（脾肾阳虚，寒湿困脾）。

西医诊断：慢性结肠炎。

治则：温肾升阳，运脾消食。

处方：藿香10g，白术12g，茯苓15g，皂角刺10g，木瓜12g，神曲10g，炮姜6g，焦山楂10g，煨肉蔻6g，肉桂3g，白芍15g，木香6g，防风10g，甘草5g。4剂，每日1剂，水煎服。

二诊：症状明显减轻，大便形质尚可，偏溏，每日1～2次，黏液减少，肛门下坠感稍减，食欲增进，舌质淡，苔白，脉沉细。效不更方，仍予前法施治。上方改木香8g，4剂，每日1剂，水煎服。

三诊：大便形质尚可，每日1～2次，无明显黏液，肛门下坠感较前明显减轻，纳可，舌质淡，苔薄白，脉细。效不更方，再予前法治疗。前方去皂角刺，加党参20g，继进7剂，水煎服。

后随访得知，患者泄泻之疾已愈，并能少量食用水果或冰冷之物。

按：本案患者属脾肾阳气亏虚兼寒湿困脾证，治以温肾升阳、运脾消食之法。处方中藿香、白术、茯苓、木瓜等以运脾、健脾，肉桂、煨肉蔻、炮姜温肾暖脾，神曲、焦山楂消食导滞，防风升阳除湿，木香取"调气则后重自除"之义，皂角刺则主要针对结肠炎而设，其能入肠溃脓排脓。全方消补兼施，脾肾同调，共奏良效。

二、胃痛

杨某，女，41岁。

主诉：反复腹痛伴嗳气1年余，再发5天。

现病史：患者自述1年前因夫妻吵架后出现胃脘闷痛，伴嗳气，无反酸，曾于多家医院就诊，查电子胃镜示慢性胃炎，经中西药物治疗后虽有好转，但时常反复发作。现症见精神疲倦，胃脘闷痛，伴嗳气，无反酸，口苦稍口干，纳眠可，二便调，舌质红，苔黄腻，脉弦。

中医诊断：胃痛（肝胃不和，湿热中阻）。

西医诊断：慢性胃炎。

治则：清热祛湿，疏肝和胃。

处方：柴胡8g，黄芩10g，法半夏10g，白芍15g，苍术10g，炒栀子10g，川厚朴10g，干葛18g，佛手6g，枳壳10g，党参18g，丹参10g，石斛10g，茵陈蒿30g。4剂，每日1剂，水煎服。

二诊：闷痛、嗳气、口苦症状明显减轻。效不更方，仍予前法施治。上方4剂，水煎服。

三诊：诸症悉除，唯舌苔色白稍厚。守前方减炒栀子、黄芩，继服3剂以巩固疗效。

按：本案患者属肝胃不和，湿热中阻证，治以清热祛湿、疏肝和胃之法。处方中黄芩、茵陈蒿、炒栀子等药清热燥湿，柴胡、佛手、丹参疏肝理气活血，党参升清，法半夏降浊。全方寒温适宜，肝脾胃同调，升降兼顾，燥湿相济，共奏良效。

三、便秘

李某，男，65岁。

主诉：大便秘结10余年。

现病史：患者自述大便秘结10余年，经常使用开塞露、果导片、芦荟胶囊、番泻叶等治疗，效果不佳，查电子结肠镜无明显器质性病变，故求服用中药以彻底治疗。现症见大便干结，如羊粪状，5～7日一行，腹胀，纳差，乏力，舌质淡，苔白，脉沉细无力。

中医诊断：便秘（气虚）。

西医诊断：功能性便秘。

治则：补脾温肾，下气通便。

处方：党参30g，黄芪30g，白术30g，陈皮10g，升麻5g，柏子仁10g，当归10g，紫菀10g，肉苁蓉30g，火麻仁30g，莱菔子15g，枳实15g。5剂，每日1剂，水煎服。

二诊：服药3剂后大便已通畅，腹胀消失，自觉舒服。嘱其继服上方3剂，隔日服用。

1个月后随访得知，患者便秘未反复。

按：方中党参、白术、黄芪补气健脾，陈皮、升麻、枳实等药调整脾胃气机升降，肉苁蓉温肾补精、润肠通便，当归养血润肠，火麻仁、柏子仁润肠通便，莱菔子、紫菀降肺气助通大肠。全方以补为通，通补兼施，肺脾肾同调，共奏良效。

招仕富

温阳扶正，肝肾同源

医家简介

招仕富，男，1955年出生，广东省湛江市遂溪县人；教授，主任医师，硕士研究生导师，广东省名中医，全国中医正骨整脊针灸推拿优秀人才；湛江市第二中医医院原副院长，现任骨伤研究所所长，骨伤脊柱病、疼痛康复、治未病科学科带头人，广东省中西医结合学会湛江分会骨伤病专业委员会主任委员，广东省中医药学会疼痛专业委员会副主任委员，中华中医药学会疼痛分会常务委员，中国软组织疼痛学会第六届委员会荣誉主任委员，国家科学技术奖励评审专家。

招仕富教授从事中西医临床、教学、科研管理工作40多年，创建骨伤科研究所和省名医工作室；荣获市级科学技术进步奖三等奖1项，先后被授予"民族医药之星""南粤好医生"等称号；主持科研立项12项，指导研究生科研课题7项，发表学术论文40篇，主编出版专著3部，获科研成果奖6项。

主要参编著作：《现代老年骨科全书》（1994年）、《老年骨科用药指南》（1994年）、《当代中国骨科临床与康复》（1995年）。

临床特色

招仕富教授创建的招氏骨伤脊柱病中医学术流派是岭南伤科医派的分支，其根据岭南粤西沿海独特的地理环境因素，着眼于常见多发性骨伤脊柱病（又称"脊痹""骨痹""痹证"等），如颈椎病、腰椎病、椎间盘突出症、椎管狭窄症、骨质增生症、骨质疏松症、各种骨折及骨关节损伤等的防治与研究。招仕富教授经过几十年的努力，吸取近代岭南骨伤名家何竹林先生、李广海先生的经验精要，传承其门下弟子岑泽波、李家达、陈渭良等岭南骨伤科名家技术特点，并走南闯北，拜师尚天裕、孟和、孙树椿等京城名家，学习宫廷正骨医派特色技术和现代中西医骨伤新技术。招仕富教授充分发挥当地中草药资源优势，研制了"驳骨散""健骨颗粒""三龙通痹液"等骨伤科制剂。招仕富教授首创"招氏平衡正骨整脊十八法"等手法，结合针灸、针刀、功能康复及中草药内服、外敷等脊柱病特色疗法，形成岭南招氏骨伤脊柱病医派，后经钟康华、周辉、林赤、陈润彬、吴东明、朱一文等名家的传承与发展，成为较为完善的中医骨伤科学术体系，并在医疗、教学、科研等方面取得成果。

　　招仕富教授临床注重发挥中医骨伤科临床诊疗特色，树立骨科无创与微创相结合的技术理念，重视局部与整体、辨证与辨病相结合的辨证论治观，立足于传承与创新相结合的发展观。招教授认为，骨伤关节病多为损伤后风寒湿邪入侵，肝肾虚损为其主要病因病机，根据中医学"肝主筋""肾主骨""诸筋从骨"理论，肾为先天之本，治病求本，故在治疗过程中尤其重视"肝""肾"的重要作用；同进针对骨伤病痛症特点，初期多气滞血瘀，以活血化瘀、行气止痛立法，中后期为肝肾虚损，以补益肝肾、强筋壮骨为主要法则。

方药体悟

一、单味药

1. 骨碎补

性味归经：苦，温；归肝、肾经。

体悟：见名知性，本品对伤筋动骨尤为适宜。根据性味与归经，本品对各类肾阳虚、肾气虚、肾精不足之证均可选用。

本品可泡酒外用，对鼠乳有一定的疗效。

2. 苏木

性味归经：甘、咸、辛，平；归心、肝、脾经。

体悟：苏木疗效有二：一治骨折、通瘀血；二治妇人胞宫瘀血，可因气滞血瘀，或因产后血瘀所致者。本品性虽平，但辛发走散力强，血瘀伴血虚重者慎用。本品有消肿止痛之功，亦可用于痈肿疮毒。

3. 自然铜

性味归经：辛，平；归肝经。

体悟：本品对骨折筋伤疗效十分显著，为骨伤用药佳品。本品其名虽有铜字，但其成分主要是二硫化铁，初学者不可不辨，避免畏惧重金属之毒，而错失良药。

4. 血竭

性味归经：甘、咸，平；归心、肝经。

体悟：本品内服治疗跌打损伤及妇人血瘀诸证，外用止血敛疮生肌。本品为活血佳品，血虚无血瘀证者不宜选用。

注意：本品为树脂类药物，多入丸散服用，汤剂难以融化入药。

5. 刘寄奴

性味归经：辛、苦，温；归心、肝、脾经。

体悟：本品用于跌打损伤、妇人血瘀证，不仅对跌打损伤有效，同时对各型出血效果亦佳。本品对食积不化，小儿积食、疳积疗效显著。

注意：本品分为南北两种，本书提及的以南刘寄奴为主。

6. 土鳖虫

性味归经：咸、寒，有小毒；归肝经。

体悟：本品破血逐瘀，性散走窜，破瘀血、消癥瘕功效较强，孕妇忌用。本品的续筋接骨之效，可促进骨折患者筋骨的愈合。除骨折损伤选用外，腰肌劳损、肌肉扭伤等，本品亦可酌情选用。

7. 水蛭

性味归经：咸、苦，平，有小毒；归肝经。

体悟：本品为血肉之品，入药则药力浑厚，为破血消癥佳品。水蛭本身喜吸食血液，古时以活水蛭置于脓肿瘀毒部位吸食脓血，现以外科手术清创排脓，此法已不用。目前有学者尝试培养医用水蛭，以使古方焕发新面貌。

二、验方

1. 黄芪桂枝五物加味汤

组成：黄芪 15g，桂枝 10g，白芍 10g，当归 10g，杜仲 10g，白术 10g，鸡血藤 20g，炙甘草 6g，茯苓 25g，血风藤 25g。

功效：温阳化气，温通血脉。

主治：椎动脉型颈椎病。

2. 自拟三龙通痹汤

组成：牛膝 12g，当归 12g，白芍 10g，蜈蚣 3 条，地龙 12g，桑寄生 12g，威灵仙 12g，葛根 12g，丹参 12g，乌梢蛇 12g。

功效：祛风除湿，活血通络，消肿止痛。

主治：风湿性关节炎，关节肿痛。

典型案例

一、椎动脉型颈椎病

陈某，女，59 岁。

主诉：肢体麻木 2 个月。

现病史：患者素有颈痛，间有头晕，近 2 个月来常觉肢体麻木，有时伴有畏风怕冷，易患感冒，常感疲乏汗出，晨起稍活动出汗较多，兼有头晕、耳鸣、鼻塞，舌质淡，苔白薄，脉沉细。患者有高血压病史 2 年。

中医诊断：痹证（气虚血弱，营卫失和）。

西医诊断：颈椎病（椎动脉型）。

治则：益气温经，和血通痹。

处方：黄芪桂枝五物汤加味。

黄芪 15g，桂枝 10g，白芍 10g，炙甘草 6g，当归 10g，陈皮 4g，牡蛎 10g，鸡血藤 20g，杜仲 10g，白术 10g，茯苓 25g，血风藤 25g。3 剂，每日 1 剂，水煎分 2 次服。

二诊：诸症好转，守上方再服 3 剂，肢体麻木、恶风、汗出尽除。

按：《金匮要略》云："血痹阴阳俱微，寸口关上微……外证身体不仁，如风痹状，黄芪桂枝五物汤主之。"血痹证由素本骨弱肌肤盛，劳而汗出，腠理开，受微风，邪遂客于血脉，致肌肤麻木不仁，状如风痹，但无痛，是与风痹之区别。《素问·逆调论》云："营气虚，则不仁。"故血痹以益气温经、和血通痹而立法。方中黄芪为君，甘温益气，补在表之卫气。桂枝散风寒而温经通痹，与黄芪配伍，益气温阳，和血通经。桂枝得黄芪益气而振奋卫阳；黄芪得桂枝，固表而不致留邪。白芍养血和营而通血痹，与桂枝合用，调营卫而和表里，两药为臣。白芍与炙甘草缓急柔肝益血，血和则痹有所通。鸡血藤归肝、肾经，《本草纲目拾遗》认为其活血，暖腰膝，通血痹，方中取其养血活血之功，配伍血风藤、当归，意在补血祛风，舒筋活络，活血通痹。患者症见头晕、耳鸣、鼻塞、汗出，辨证属兼夹肝阳上亢，故佐予杜仲、牡蛎补肝肾，强筋骨，益肝潜阳。白术、茯苓、炙甘草健脾益气；陈皮气味芳香，辛散温通，化痰祛湿，旨在生血养血，行血活血，血行风自灭，痰湿得化，头晕、肢麻得止，相得益彰。诸药合用，共奏益气温经、和血通痹、祛痰化湿之功，故收效甚捷。

二、神经根型颈椎病

陈某，女，46 岁。

主诉：颈部疼痛伴左上肢麻木疼痛 3 个月。

现病史：患者 3 个月前无明显诱因出现颈部疼痛伴左上肢麻木疼痛，经多家医院检查，确诊为颈椎病。为求专科治疗，于 2013 年 9 月 24 日就诊。患者来诊时颈部疼痛，左上肢麻木，右手握力减弱，头晕，睡眠欠佳，二便正常，双下肢活动正常。查颈部僵硬，颈肌痉挛，C4～C6 棘突及棘突左侧旁开 1cm 处压痛（+），左上肢放射痛，右手拇指、食指、中指感觉减退，左手握力差，肱三头肌肌腱反射减弱，颈椎活动受限，臂丛神经牵拉试验（+），椎间孔挤压试验（+），霍夫曼征（－）。X 线正位片示 C4～C6 钩椎关节增生；侧位片示颈椎生理曲度消失变直，C4～C6 椎体缘增生，C4～C5、C5～C6 椎间隙狭窄，相应椎间孔变窄，以 C5～C6 节段明显。

中医诊断：痹证（气滞血瘀）。

西医诊断：神经根型颈椎病。

治则：活血通络，散寒止痛。

处方：颈椎Ⅱ号方（自制方）。

葛根 10g，桂枝 10g，木瓜 10g，三七 3～5g，延胡索 10g，白芍 10g，川芎 5g，羌活 5g。每日 1 剂，水煎服。

按：招仕富教授研制了由葛根、桂枝、木瓜、三七、延胡索、白芍、川芎、羌活 8 味药组成的颈椎Ⅱ号方。本方与平衡整脊手法、水针、针灸配合运用，可缓解肌肉痉挛，松解小关节粘连，促进血运，清除炎症，达到标本兼治的目的。

三、交感神经型颈椎病

陈某，女，46 岁。

主诉：颈部不适伴头晕半年。

现病史：患者近半年因长时间打麻将出现颈部不适，若颈部位置不当，可出现头晕、恶心、呕吐等症状，眩晕时感天旋地转，为求专科治疗而于 2013 年 7 月 28 日来诊。患者来诊时见颈部不适，头晕，耳鸣，失眠多梦，四肢倦怠，舌质红，苔薄白，脉细。查颈部僵硬，C3～C4 棘突左侧旁开 1cm 处压痛（+），颈部活动受限，旋颈试验（+），椎间孔挤压试验（-）。X 线片示颈椎生理弯曲变直，C3～C5 节段椎体不稳，C4～C5、C5～C6 钩椎关节增生，椎间隙略窄；张口位片未见异常。

中医诊断：痹证（肝肾不足）。

西医诊断：交感神经型颈椎病。

治则：滋水涵木，调和气血。

处方：颈椎Ⅲ号方（自拟方）加减。

天麻 6g，钩藤 12g，葛根 12g，延胡索 10g，川芎 10g，白芷 10g，细辛 3g，黄芩 10g，白芍 10g，木瓜 10g。5 剂，每日 1 剂，水煎服。

同时辅以推拿手法治疗。

二诊（第 2 天）：服药 1 剂后，患者头晕症状明显减轻，颈部活动亦有进步。继续手法治疗，以巩固疗效。

手法治疗 4 次后，患者症状消失，临床痊愈。嘱其注意休息及保暖。随诊 1 年无复发。

按：交感神经型颈椎病临床表现比较复杂，主观症状多。中医学认为，本型多为气血两虚、肝肾不足、肝郁气滞、痰浊中阻所致。当颈椎退行性变、失稳或外伤等因素累及硬脊膜、后纵韧带、脊神经根、椎动脉时，可直接或反射性地刺激附近交感神经，出现一系列交感神经功能紊乱症状：头部症状有头痛或偏头痛、头沉重；眼部症状以视物模糊、眼窝胀痛等症状多见，但缺乏特异性的体征；"类冠心病"的临床表现，如心率快、心律不齐、心前区疼痛等，是心外原因引起心脏症状的常见原因之一。另外，交感神经型颈椎病也可影响咽丛神经，出现咽干、咽部异物感等类似慢性咽炎的表现，临床上如按慢性咽炎治疗，疗效不佳，但通过手法、药物治疗，颈椎病症状消失后，"慢性咽炎"症状也随之治愈。"类冠心病"按照"冠心病"进行正规治疗，常常疗效不佳，而通过针对颈椎病变进行治疗而症状改善后，心前区疼痛等表现常常也获得缓解甚至治愈。

张帆

妇科圣手，调经促孕

医家简介

张帆，女，1962 年出生，广东茂名信宜人；教授，主任中医师，硕士研究生导师，广东省名中医，广东省第二批名中医师承项目指导老师；荣获"南粤最美中医"称号，全国卫生系统和广东省青年岗位能手，广东省优秀中医药科技工作者，广东省杰出女科技工作者宣传人选，广州中医药大学研究生培训基地优秀院长、学位与研究生教育优秀指导老师，茂名市第三、四、五、六、七、八批市管优秀专家和拔尖人才，市十大杰出青年，市劳动模范等荣誉；多年来被聘为中华中医药学会生殖医学分会第二届委员会委员，广东省中医药学会优生优育专业委员会副主任委员，广东优生优育协会中医药专业委员会副主任委员，广东省中医药学会妇科专业委员会常务委员，广东省医学会妇产科专业委员会委员，广东省中西医结合学会妇产科专业委员会常务委员。

张帆教授擅长中西医结合治疗妇产科多发病、疑难病，对盆腔炎等生殖系统炎症、月经不调、不孕不育症、子宫内膜异位症、先兆流产、复发性流产、卵巢早衰、更年期综合征、产后杂病等的诊治有颇深的造诣。

张帆教授研制了 20 多种中药制剂用于临床，主持和参与科研课题 20 余项，参与局级科研协作课题 2 项；荣获广东省中医药科技进步奖 1 项，获茂名市科技进步奖 16 项；在国家级和省级医学杂志上发表医学论文 20 多篇。

临床特色

张帆教授临证 30 余年，对经、带、胎、产、乳等各类妇产科疾病形成独树一帜的治疗特色。张教授认为，气血为人体生养之本，气血以通畅为贵，经、孕、产、乳无不以血为本，以气为用；女子多气多郁，气以通为顺，血以调为补，治疗善用经方调治肝脾，使气血调和，达到治疗目的。对产后病的治疗，张教授强调应"勿拘于产后，勿忘于产后"，扶正祛邪，攻补兼施。

张教授善用经典古方而不拘泥于古方，临证思路广阔，常结合患者年龄、生理周期特点及伴随症状而灵活加减，通常能药到病除而不伤正。

张帆教授临证的10个特点：①心理疏导，调畅气机。②扶正祛邪，攻补兼施。③内外合治，标本兼顾。④遵循周期，分而治之。⑤培元固本，预补其损。⑥辨证求因，促孕种子。⑦重视活血，善治瘀证。⑧善用经方，异病同治。⑨先中后西，中西结合。⑩承前启后，开拓创新。

方药体悟

一、药对

1. 熟地黄、菟丝子

性味归经：熟地黄甘，微温；归肝、肾经。菟丝子辛、甘，平；归肝、脾、肾经。

体悟：滋肾补肾法是治疗妇科疾病的一种重要治法，《傅青主女科》谓"经水出诸肾"，肾为经水之源，肾水旺则经水多，肾水亏则经血少。《景岳全书·妇人规》指出："父气薄弱，胎有不能全受而血之漏者。"肾虚冲任不固，胎失所系，特别对于调经助孕及胎元不固方面的疾患，补肾尤为重要。熟地黄滋肾养阴，填精益髓，与当归同为补血要药，亦为滋阴主药。因此，凡血虚、肾阴虚及肝肾经血亏虚所致的各种证候，用之每有良效。菟丝子既能补肾阳、益肾阴，又能固精、缩尿、止带，还能补肝肾、固胎元，为平补肝、肾、脾三经之良药，故在妇产科疾患中应用甚广，平时临证时不但要正确选择滋肾或者温肾药，而且需要注意阴阳平衡的调节，"善补阳者，必于阴中求阳，则阳得阴助而生化无穷；善补阴者，必于阳中求阴，则阴得阳升而源泉不竭"。

2. 党参、白术、茯苓

性味归经：党参甘，平；归脾、肺经。白术苦、甘，温；归脾、胃经。茯苓甘、淡，平；归脾、肾、心经。

体悟：健脾益气以助气血化生之源，是妇科常用的治法。临证常见不孕因素中，除了先天禀赋不足，肾气亏虚外，后天多因营养不良，化源不足，气血虚弱，冲任失充，故未能有子。脾气虚甚至可导致中气下陷，临床多见子宫脱垂；脾虚失于统摄，临床可见崩漏；脾虚水湿运化失调，可见带下量多等。运化水谷不健，气血生化不足，治宜补脾益气，常用党参、白术、茯苓等。党参甘平，力较平和，不腻不燥，入脾肺经，既擅补中气，又擅益肺气，气能生血，气旺津生，故又具养血、生津之效。白术能和中益气，健运脾胃，为治脾虚诸证之要药。两者常配伍使用，临床效果明确。

3. 木香、白芍

性味归经：木香辛、苦，温；归脾、大肠、三焦经。白芍苦、酸，微寒；归肝、脾经。

体悟：疏肝养肝是治疗妇科疾病的重要法则。《素问·举痛论》云："百病皆生于气也，怒则气上，喜则气缓，悲则气消，恐则气下……惊则气乱……思则气结。"可见，情志改变直接影响气的运行，从而引起气分疾病，气血失调影响冲任、脏腑而致病。治疗该类疾患宜进行心理疏导，疏肝解郁，培土抑木，使气血流畅，脏腑功能正常。木香辛行苦泄温通，为行气止痛之要药，且能疏肝胆，以治脾失运化、肝失疏泄而致气机阻滞之胀痛；白芍养血柔肝，调经止痛，与当归、熟地黄配伍可治疗血虚或阴虚所致的月经不调、崩漏，与甘草、木香配伍可用于治疗肝阴不足、肝阳偏亢所致的头痛、胁肋痛等痛症。肝肾同源，肝主疏泄，肾司闭藏，一开一阖，一泻一藏，互相协调，以维持月经及妊娠定期藏泻。因此，临床上补肾法与养肝法往往同用，常配伍菟丝子、桑寄生、杜仲、续断、熟地黄等补肾之品。

4. 当归、益母草、路路通、两面针

性味归经：当归甘、辛，温；归肝、心、脾经。益母草苦、辛，微寒；归肝、心、膀胱经。路路通苦，平；归肝、肾经。两面针苦、辛，平，有小毒；归肝、胃经。

体悟：古人谓"产后多虚、多瘀"。由于妇女以血为主，经、孕、产、乳皆以血为用，血脉通畅，则脏腑安和，经脉调畅，经、孕均正常。血与气相辅而行，血脉瘀滞，气亦随之，故血瘀与气滞往往同时并见。气行则血行，气滞则血滞，故活血行气为治血瘀气滞之大法。明代李时珍《本草纲目》云："当归调血，为女人要药。"当归补血活血，调经止痛，为妇科要药。益母草主入血分，功善活血调经，常治妇女血瘀经产诸证，为妇科经产要药。两者配伍，一温一寒，既能抑当归之燥热，亦能去益母草之寒性。两面针性平善走，行气止痛，活血化瘀，常用于盆腔痛症，疗效显著。路路通通经下乳，行气活血，常与当归、益母草等活血通经药配用，治疗闭经、月经后期等。

二、验方

1. 祛风止痒方

组成：白芍 15g，石菖蒲 10g，木香 6g，茯苓 15g，柴胡 10g，枳壳 10g，白花蛇舌草 15g，大腹皮 10g，丹参 15g，合欢皮 15g，薏苡仁（生）20g。

功效：清热利湿，祛风止痒。

主治：外阴瘙痒。

2. 盆腔炎方

组成：白花蛇舌草 15g，车前草 15g，两面针 10g，滑石 15g，薏苡仁 20g，丹参 15g，女贞子 15g，大腹皮 10g，山药 15g，菟丝子 15g。

功效：清热化湿通淋。

主治：盆腔炎、阴道炎等膀胱湿热下注所致者。

典型案例

一、阴痒

谢某，女，28 岁。

主诉：反复阴痒 5 年。

现病史：患者 5 年来反复出现外阴瘙痒。平素喜嗳气，精神紧张，胃纳一般，眠差，腰痛，便溏；月经经期 2～3 天，周期 30 天，量少；舌暗红，有瘀斑，苔黄腻，脉沉细滑。查外阴皮肤粗糙，局部色素减退，苔藓样变。阴道镜检查：双侧大阴唇内侧色素稍减退，皮肤弹性尚可，皱褶增多。病理检查：（外阴皮肤）符合慢性增殖性外阴炎。未婚，否认性生活史。

中医诊断：阴痒（肝郁肾虚兼夹湿热）。

西医诊断：慢性增殖性外阴炎。

治则：疏肝益肾，清热祛湿，祛风止痒，化瘀通络。

处方 1：白芍（生）15g，石菖蒲 10g，木香 6g，茯苓 15g，丹参 15g，枳壳 10g，白花蛇舌草 15g，柴胡 10g，大腹皮 10g，菟丝子 15g，合欢皮 15g，郁金 10g，白术（炒）15g，桑寄生 15g，薏苡仁（生）20g。每日 1 剂，水煎饭后温服。

处方 2：百部 15g，苦参 20g，薄荷 15g，蒲公英 15g，丹参 15g，苍术 15g，蛇床子 20g，地肤子 15g，白鲜皮 15g，土茯苓 15g。以纱布将中药包裹，加水适量，煎煮 20～30 分钟，将中药包取出，先以药液蒸汽熏外阴，待汤药温度适宜后坐浴 15 分钟。每日 1 次，经期停用。

二诊：用药 1 周，患者瘙痒症状较前减轻，继用前方。

三诊：用药 1 个月，患者瘙痒症状较前明显减轻，外阴皮肤较前光滑，弹性可，肤色基本正常，舌质瘀斑较前减退，苔白。继续上方治疗。

巩固治疗 2 个月，症状消失。随访 3 个月，症状无复发。

按：张帆教授结合古代医家学说及个人临床经验认为，妇人阴痒可从肝肾论治，多属虚实夹杂之证。本案患者长期处于精神高度紧张、抑郁状态，肝主情志，抑郁则肝经无以条达、舒展，肝气不舒，经络不畅，气血无以化生，血虚生风，风盛则痒；久病及肾，加之久居于岭南湿热之地，湿热之邪易袭虚体，故患者兼夹湿热。本病本在肝郁肾虚，标为外阴失于濡养，治宜疏肝益肾，清热祛湿，祛风止痒，化瘀通络。口服方中柴胡、白芍、郁金疏肝，菟丝子、桑寄生滋益肾阴，薏苡仁、茯苓、白花蛇舌草、石菖蒲清热祛湿，丹参、枳壳、大腹皮理气化瘀通络。熏洗方中白鲜皮、百部、蛇床子、苦参、蒲公英、土茯苓、地肤子祛湿祛风止痒，丹参通络。本案患者通过内服调理肝肾，外洗祛风止痒，取得了药到病除的疗效。

二、盆腔炎

丘某，女，80 岁。

主诉：下腹坠胀疼痛难忍月余。

现病史：患者 1 个月前无明显诱因出现下腹坠胀疼痛，难以进食入睡，伴腰酸不适，精神差，偶有头晕、腰痛，无恶心呕吐，无畏寒发热，尿急、尿痛，辗转多家西医院予以抗生素治疗无效，慕名求治。查生命体征平稳，神清，心肺听诊未闻及明显异常，腹平软，右下腹麦氏点压痛，肠鸣音正常；妇检：外阴已婚经产式，阴道畅，呈老年性改变，见中量白色分泌物，无异味，宫颈光滑，无肥大，无抬举痛，无触之出血，子宫前位，质中，较正常偏小，活动欠佳，压痛，左侧附件区增粗，压痛明显，右侧无异常。舌暗红，苔黄腻，脉细滑。

中医诊断：盆腔炎（湿热夹瘀）。

西医诊断：盆腔炎。

治则：清热祛湿，活血通络。

处方：山药15g，白芍15g，滑石15g，丹参15g，车前草15g，两面针10g，白花蛇舌草15g，薏苡仁20g，女贞子15g，大腹皮10g，木香（后下）6g，菟丝子15g。3剂，每日1剂，水煎服。

二诊：患者下腹坠胀痛、腰酸、尿急、尿痛较前减轻，仍时有头晕，纳眠及精神状态好转，舌暗红，苔微黄，脉细滑。患者症状缓解，说明诊断准确，可按原法继续治疗，增加健脾祛湿之品。

处方：白术10g，白芍15g，车前草15g，两面针10g，布渣叶10g，石菖蒲10g，茯苓15g，薏苡仁20g，大腹皮10g，党参30g，白花蛇舌草15g，木香（后下）6g。4剂，每日1剂，水煎，饭后温服。

三诊：患者不适症状已基本消失，胃纳仍欠佳，睡眠一般，舌暗红，苔微黄，脉细滑。效不更方，可守原方加陈皮5g以健脾理气，加丹参8g以活血通络。每日1剂，水煎饭后温服。

四诊：患者已无明显下腹疼痛、腰酸及尿频、尿急等不适，纳可，眠安，舌淡红，苔薄白，脉细。考虑湿热之邪已去，现可适当加用健脾补肾之品以治本固标。

处方：白花蛇舌草15g，两面针10g，茯苓15g，白术15g，薏苡仁20g，大腹皮10g，白芍15g，石菖蒲10g，党参30g，黄芪15g，桑寄生15g，木香（后下）6g。每日1剂，水煎饭后温服。

再用药3天，症状消失，痊愈出院。

按：盆腔炎是以下腹疼痛为主症的常见妇科病，其主要病因病机为湿、热、瘀蕴结子宫、胞脉、胞络，导致冲任气血失调，多见于育龄期妇女。本案患者已过七七之年，年老体虚，加之久居岭南湿热之地，嗜食湿热之品，脾肾亏虚，则水谷精微无以运化，蕴成湿热之邪下注少腹，蕴阻冲任、胞宫、胞脉，不通则痛，发为本病。舌暗红，苔黄腻，脉细滑，均为湿热夹瘀之征象。因此，本案以清热祛湿、活血通络为治疗大法，考虑患者年老体弱，辅以健脾理气之品。方中白花蛇舌草、车前草均能清热祛湿、利尿通淋，两面针祛湿活血通络，三者均为岭南常用道地药材，在此共为君药。滑石、薏苡仁淡渗清热利湿，大腹皮、丹参理气通络，白芍缓急止痛，为预防清热祛湿之品过于耗伤正气，加用山药、木香健脾理气，女贞子、菟丝子益阴补肾。

本案患者年老体弱，在治疗过程中，抓住了主要病机，但祛邪不忘扶正，取得了预期的疗效。

三、月经不调

张某，女，27岁。

主诉：未孕1年余。

现病史：患者于2017年5月31日就诊，既往月经周期37～40天，经期10～12天；末次月经（LMP）为2017年5月28日，量中如常，色红，血块（+），痛经（+），腰酸（+），白带稍多，无阴痒。患者因盆腔粘连、多囊卵巢综合征导致不孕，于2013年5月行腹腔镜下盆腔粘连松解术加右侧卵巢打孔术，术后3个月怀孕，于2014年剖宫产一子。舌暗红，苔微黄，脉细。彩超：子宫大小49mm×34mm×39mm，内膜厚8mm，左侧卵巢37mm×19mm×25mm，右侧卵巢34mm×21mm×26mm，双侧卵泡均大于12个，左侧卵巢最大卵泡6mm×6mm，右侧卵巢最大卵泡5mm×5mm。激素检查：促卵泡刺激素（FSH）6.45mIU/mL，促黄体生成激素（LH）

4.38mIU/mL，雌二醇（E₂）252pmol/L，孕酮（P）2.84nmol/L，睾酮（T）1.88nmol/L，泌乳素（PRL）7.44ng/mL，促甲状腺激素（TSH）0.732μIU/mL。因经期未行妇检。

中医诊断：月经不调（肝肾亏虚，湿热瘀阻夹脾虚）。

西医诊断：月经失调；盆腔炎。

治则：补益肝肾，清热祛湿，健脾。

处方：五味子8g，益母草15g，山药15g，党参15g，白花蛇舌草15g，金樱子15g，菟丝子15g，生薏苡仁20g，旱莲草15g，熟地黄20g，茯苓15g，桑寄生15g。3剂，每日1剂，水煎饭后温服。

同时配合敷药、灌肠治疗。

二诊：2017年6月15日。无特殊不适，胃纳一般，眠可，二便调，舌暗红，苔白腻，脉弦细。妇检外阴正常，阴道畅，宫颈光滑，子宫前位，质中常大，活动欠佳，轻压痛，双附件增粗，轻压痛。子宫输卵管造影示双侧输卵管通而不畅。此为湿热瘀阻，脾肾亏虚，治以清热祛湿，活血通络，补肾健脾。

处方：茯苓15g，益母草15g，白芍15g，丹参15g，山药15g，薏苡仁20g，党参15g，桑寄生15g，石菖蒲10g，白花蛇舌草15g，菟丝子15g，路路通15g。5剂，每日1剂，水煎服。

三诊：2017年7月14日。无自觉不适症状，胃纳可，二便调，眠可，舌暗红，苔白，脉沉细。患者有生育要求，现经治疗后，不适症状消失，妇检情况好转，开始进行卵泡监测，指导备孕。辅助检查：2017年7月14日，月经周期第17天，监测卵泡，左侧卵巢卵泡10个，最大22mm×19mm，右侧卵巢卵泡10个，最大5mm×5mm，子宫内膜厚度10mm。辨证同前，现处于月经周期的卵泡期，治则稍有偏重，以健脾补肾、活血化瘀为法，促进排卵。

处方：茯苓15g，续断15g，熟地黄20g，赤芍15g，菟丝子15g，党参15g，泽兰10g，桑寄生15g，香附10g，丹参

15g，山药 15g，皂角刺 15g。7 剂，每日 1 剂，水煎服。

血府逐瘀片 1.8g，每日 3 次，口服。

子午流注穴位治疗，选穴双足三里、双肾俞、双三阴交、关元、中极。

四诊：2017 年 8 月 1 日。月经于 7 月 30 日来潮，量中，痛经（＋），经前腹泻，腰痛，上一个月经周期经过系列连贯性治疗，有成熟卵泡并排出，现月经来潮，继续复诊。辨证基本同前，治以健脾补肾，活血化瘀。

处方：党参 15g，菟丝子 15g，续断 15g，黄芪 15g，女贞子 15g，茯苓 15g，熟地黄 20g，白花蛇舌草 15g，路路通 15g，桑寄生 15g，山药 15g，巴戟天 10g。10 剂，每日 1 剂，水煎服。

五诊：2017 年 8 月 10 日。辅助检查：月经周期第 12 天，监测卵泡，左侧卵巢卵泡 10 个，最大 6mm×6mm，右侧卵巢卵泡 12 个，最大 6mm×6mm，子宫内膜厚度 6mm。辨证、治则同前，根据月经周期推移变化，中药处方适当调整。

处方：党参 15g，菟丝子 15g，续断 15g，女贞子 15g，茯苓 15g，熟地黄 20g，白花蛇舌草 15g，路路通 15g，桑寄生 15g，山药 15g，巴戟天 10g，桑椹 12g，丹参 10g。3 剂，每日 1 剂，水煎服。

六诊：2017 年 8 月 14 日。辅助检查：月经周期第 16 天，监测卵泡，左侧卵巢卵泡 10 个，最大 6mm×6mm，右侧卵巢卵泡 12 个，最大 16mm×13mm，子宫内膜厚度 7mm。辨证、治则同前，中药处方微调。

处方：党参 15g，续断 15g，山药 15g，茯苓 15g，杜仲 10g，玄参 15g，路路通 15g，桑寄生 15g，桑椹 12g，丹参 10g，熟地黄 20g，菟丝子 15g，女贞子 15g。3 剂，每日 1 剂，水煎服。

七诊：2017 年 8 月 16 日。辅助检查：月经周期第 18 天，监测卵泡，左侧卵巢卵泡 10 个，最大 6mm×6mm，右侧卵巢卵泡 12 个，最大 22mm×17mm，子宫内膜厚度 9mm。辨证、治则同前，中药处方微调。

处方：茯苓 15g，泽兰 10g，党参 30g，菟丝子 15g，赤芍 15g，熟地黄 20g，续断 15g，桑寄生 15g，皂角刺 15g，路路通 15g，香附 10g，女贞子 15g，山药 15g。3 剂，每日 1 剂，水煎服。

同时加针灸促排卵，选穴双足三里、双三阴交、关元、中极。

八诊：2017 年 8 月 18 日。辅助检查：月经周期第 20 天，监测卵泡，成熟卵泡已排，子宫内膜厚度 10mm。辨证、治则同前，中药处方微调。

处方：党参 15g，桑寄生 15g，茯苓 15g，白芍 15g，白花蛇舌草 15g，菟丝子 15g，路路通 15g，山药 15g，女贞子 15g，牡丹皮 15g。3 剂，每日 1 剂，水煎服。

九诊：2017 年 9 月 5 日。患者 9 月 3 日月经来潮，量中，无痛经，腰痛。

处方：菟丝子 15g，女贞子 15g，茯苓 15g，熟地黄 20g，白芍 15g，丹参 15g，白花蛇舌草 15g，路路通 15g，桑寄生 15g，益母草 15g。3 剂，每日 1 剂，水煎服。

十诊：2017 年 10 月 7 日。患者停经 36 天，自测尿 HCG 阳性。

2017 年 10 月 12 日彩超示宫内早孕。于 2018 年 6 月 14 日，在我院顺产一女，母女平安。

按：本案患者盆腔炎腹痛、发热等症状表现不明显，既往有盆腔炎及不孕病史，现因为有生育要求而就诊。该患者曾于 2013 年因为不孕首次于张帆教授处就医，行腹腔镜下盆腔粘连松解术和卵巢打孔术，术后行敷药、灌肠治疗 3 个疗程后怀孕，于 2014 年剖宫产得一子。此后因无特殊不适未再就诊。现因有再次生育要求，自行尝试 1 年后未果，遂再次就诊。本案给出的整体治疗思路是，首先行子宫输卵管造影明确输卵管的基本情况，结果显示双侧输卵管通而不畅，可以先行药物治疗，配合监测排卵3个月至半年时间，如未怀孕，再拟下一步方案。患者同意并配合治疗。一诊辨证为肝肾亏虚，湿热瘀阻夹脾虚，治以补益肝肾、清热祛湿、健脾为法。当时患者为经期，阴血下泄，阳气逐渐偏旺，胞宫气血由虚至盈，肾气渐盛，阴长阳消，此期是调经种子的基础阶段；因正值经后期，胞宫清净，祛邪效佳，但胞脉空虚，祛邪之力不宜峻猛。方用君药党参、茯苓、山药、薏苡仁健脾祛湿；臣以菟丝子、熟地黄、桑寄生、旱莲草滋补肾阴，佐以益母草、白花蛇舌草活血化瘀不留邪，五味子、金樱子收敛不致疏泄太过，共同辅助君臣药补而不腻。因患者既往有盆腔炎病史，本次月经周期内的治疗主要以改善盆腔环境为主，针对盆腔炎的治疗，除了口服中药外，尚配合了敷药、灌肠综合治疗。二诊患者正处于卵泡期，肾气充盛，阴极生阳，为阳气渐充时期。本次月经周期的治疗以调养生息为目的，处方用药以祛湿化瘀祛邪为主，但亦需顾护肾气，予党参、桑寄生、菟丝子健脾补肾，在化瘀祛邪的同时不伤正。三诊患者经治疗后妇检，子宫活动度和附件情况较前好转，这个月经周期开始监测卵泡周期，可见优势卵泡。排卵期阴阳转化，处方中注意阴阳平衡。多囊卵巢综合征患者常常存在排卵障碍，张帆教授认为，排卵障碍可从血瘀论治，处方选药擅用丹参、赤芍以活血，皂角刺取其穿破之力。患者此次月经周期未受孕，月经来潮后再次来诊，仍有痛经，但程度较前减轻。经前两个月的调整治疗后，患者盆腔情况大大改善，并有成熟卵泡顺利排出，现继续按照原法治疗，同时监测卵泡指导受孕。处方中注重加强健脾补肾之力，较上个月加山药、巴戟天。8月份这个月经周期有成熟卵泡长成并排出，未受孕。历代医家认为，女子的情绪状态与生育有很大的关系，情绪抑郁，可导致肝气郁结、脾虚血少、肾气虚弱，使生殖功能失调，影响受精而导致不孕。本案患者经历了两个多月的就诊，从充满希望到希望破灭，心情跌宕起伏，这个时候，张帆教授及时疏导、鼓励患者，一方面仔细聆听患者的诉求和烦恼，另一方面向患者详细解释病情，鼓励患者放松心情，保持心情舒畅，终于在第 3 个月经周期得偿所愿，顺利受孕，后足月顺产一女。

四、痛经

张某，女，40 岁。

主诉：进行性痛经 3 年。

现病史：患者因进行性痛经 3 年于 2011 年 6 月 15 日前来就诊。患者月经来潮时，以经行第一二天疼痛尤甚，影响日常生活和工作，月经量多色暗，夹血块，非经期则有下腹隐痛，伴腰酸，时有口苦、口干，无腹胀，无腹泻，无恶心呕吐，无畏寒发热，精神可，纳眠可，二便调，舌质淡暗，苔薄白，脉弦细滑。既往外院诊断为子宫腺肌病，予激素系统治疗半年，症状未见改善，多次建议手术治疗，患者未接受。

中医诊断：痛经（血瘀型）。

西医诊断：子宫腺肌病。

治则：活血化瘀通络，健脾理气。

处方：桂枝 10g，茯苓 15g，赤芍 15g，桃仁 10g，艾叶 10g，党参 30g，白花蛇舌草 15g，五味子 6g，牡蛎 30g，延胡索 10g，香附 10g，当归 10g，益母草 15g。每日 1 剂，水煎服。

二诊：2011 年 6 月 24 日。月经周期第 17 天，处于月经间期，当为阴精充沛，冲任气血充盛，故以健脾补肾、活血养血为法。

处方：桂枝 10g，茯苓 15g，桃仁 10g，熟地黄 20g，当归 10g，党参 30g，黄芪 30g，白术 10g，何首乌 20g，桑寄生 15g，牡蛎 30g，艾叶 10g，延胡索 10g。每日 1 剂，水煎服。

三诊：2011 年 7 月 1 日。月经周期第 23 天，处于经前期，当为子宫、胞脉通达，泻而不藏，经血得以下泄；舌淡暗边有齿印，苔白，脉弦细。治以补益脾肾的同时，兼以活血通络。

处方：熟地黄 20g，何首乌 20g，党参 30g，黄芪 30g，茯苓 15g，桃仁 10g，桂枝 10g，桑寄生 15g，当归 10g，延胡索 10g，香附 10g，丹参 15g，白术 10g。每日 1 剂，水煎服。

患者于 2011 年 7 月 9 日月经来潮，随访此次痛经症状消失，经量正常，血块减少，经期 5 天干净。

按：子宫腺肌病常引起剧烈痛经，严重影响妇女的健康、工作、学习甚至生育。目前本病的药物治疗效果不理想，最终多选择手术治疗，但手术切除子宫及手术后遗症对有生育愿望且接近绝经的妇女来说不是首选，传统的激素疗法及止痛药物等保守治疗难以根治，加上药物引起的不良反应，亦为广大妇女所不愿接受。该患者予中药保守治疗，有效地缓解了症状，达到了预期的疗效。本病大致属于中医学"痛经""月经过多""癥瘕"范畴，以止痛、减少月经量为主要治疗目标。多数文献及临床研究认为本病与肾虚、肝郁有关，瘀血内阻是其病机所在。本病多因经期、产后生活不节，或感受六淫之邪，或七情所伤，或多次分娩小产，或手术损伤，导致冲任损伤及胞宫藏泻功能失调，胞宫功能受损，经血虽有所泻，但不循常道而行，离经之血蓄积胞宫，日久形成胞宫癥瘕之症。因此，活血化瘀、软坚散结、止血镇痛是本病的基本治疗法则。《景岳全书·妇人规》说："凡妇人经行，夹虚者多，全实者少，即如以可按拒按及经前经后辨虚实，固其大法也，然有气血本虚而血未得行者，亦每拒按，故于经前亦常有此证，此以气虚血滞无力流通而然。"本病临证时，当以"痛症"贯穿疾病的始终，重视调整肾－天癸－冲任－胞宫的阴阳、气血平衡，使内环境得到平衡。

本案根据患者症状及舌象、脉象，辨证当属痛经血瘀型。患者久病未愈，加之素体脾虚，水谷精微不化气血，气为血帅，气虚血瘀，气血运行失畅，瘀阻于内，阻滞少腹，不通则痛，而致诸症。本病病性属虚实夹杂，以实为主，病位在少腹胞宫，治以活血化瘀通络、健脾理气为大法，以桂枝茯苓丸为基础方加减。其中，桂枝温通经脉、行瘀滞，茯苓渗湿利下，助瘀血下行，赤芍、桃仁、当归、益母草活血化瘀，党参健脾益气，香附、延胡索、艾叶调经止痛，牡蛎软坚散结，白花蛇舌草清热祛湿。

本案治疗疗效显著的关键在于抓住病机，健脾补肾、活血化瘀止痛为治疗核心。脾肾足则气血运化条达，气行则血行，血行则脉络通畅，通则不痛。用药时应注意：活血化瘀勿动血，散结消癥不破血，慎防攻伐太过，补益少用壅补剂。

五、月经过少

李某，女，43岁。

主诉：经量减少4年，无避孕1年半未孕。

现病史：患者因经量减少4年，无避孕1年半未孕于2017年9月6日就诊。患者既往月经周期23天，行经10天，经量中，无痛经；于2013年12月取环，术后月经周期15～45天，行经8～9天，量较前减少一半，偶有痛经；末次月经2017年8月18日，量少，淋漓13天，服药后方净；平时腰痛，胃纳可，二便调，眠差，舌暗红有瘀斑，苔白，脉沉细。2015年12月患者于腹腔镜下行盆腔粘连松解术，术中见右卵巢萎缩；2016年3月因停经3个月、胚胎停育施清宫术。B超检查：子宫大小47mm×33mm×49mm，子宫内膜厚度3mm，左侧卵巢大小33mm×10mm×19mm，右侧卵巢大小17mm×7mm×11mm，左侧卵泡2个，右侧卵泡1个，AMH（抗苗勒管激素）0.07。

中医诊断：月经过少；月经先后无定期。

西医诊断：月经失调；卵巢功能障碍。

治则：补益肝肾，健脾，活血化瘀。

处方：党参15g，菟丝子15g，续断15g，黄芪15g，女贞子15g，茯苓15g，熟地黄20g，白芍15g，桑椹15g，五味子 5g，山茱萸 15g，山药 15g，当归 6g。7 剂，每日 1 剂，水煎服。

二诊：2017 年 9 月 13 日。诸症好转，诊治同前。

处方：党参 15g，菟丝子 15g，续断 15g，黄芪 15g，茯苓 15g，熟地黄 20g，赤芍 15g，桑椹 15g，合欢皮 15g，当归 6g，山药 15g，益母草 15g，女贞子 15g。7 剂，每日 1 剂，水煎服。

三诊：2017 年 11 月 5 日。末次月经 2017 年 10 月 5 日，量中，色红，7 天净，时下腹隐痛，腰痛，胃纳可，二便调，眠差，舌暗红胖，苔白，脉沉细。FSH 35.52mIU/mL，T1.97nmol/L，LH13.88mIU/mL，$E_2$385.33pmol/L，PRL183.92ng/mL，P1.97nmol/L。B 超检查示子宫内膜厚度 5mm。

处方：党参 15g，菟丝子 15g，黄芪 15g，女贞子 15g，茯苓 15g，熟地黄 20g，山茱萸 15g，合欢皮 15g，桑椹 15g，白芍 15g，山药 15g，鹿角胶（烊服）5g。7 剂，每日 1 剂，水煎服。

四诊：2017 年 11 月 28 日。腰痛减，胃纳可，二便调，眠差，舌暗红胖，苔白，脉沉细。B 超监测卵泡，左侧卵泡 6 个，右侧卵泡 3 个，子宫内膜厚度 7mm。

处方：党参 15g，菟丝子 15g，女贞子 15g，茯苓 15g，白芍 15g，桑椹 15g，山药 15g，鹿角胶（烊服）5g，淫羊藿 15g，丹参 15g，熟地黄 20g。7 剂，每日 1 剂，水煎服。

五诊：2018 年 3 月 7 日。药后月经规则，量中，6 天净。现停经 44 天，末次月经 2018 年 1 月 22 日，腰痛，下腹隐痛，恶心，口苦，纳呆，便溏，眠差，舌暗红，苔白，脉细滑。彩超示宫内早孕声像，可见卵黄囊及胎芽，可见心管搏动。

孕期正常产检。2018 年 10 月 15 日剖宫产一男婴。

按：本案是高龄妊娠的成功案例。患者的基础条件是高龄、卵巢功能低下，但有很积极的生育要求，整个疗程依从性很强，不轻言放弃，一方面是患者自身的原因，另一方面患者对医者的信任之情也跃然于纸。贯穿该患者整个疗程的治则是

"健脾补肾"。《素问·上古天真论》云:"五七,阳明脉衰,面始焦,发始堕。六七,三阳脉衰于上,面皆焦,发始白。"根据自然规律,43 岁的女性肾气已开始衰退,难有子,治疗中先是于平补中兼以化瘀,瘀去后加重补益之力,防止瘀滞未去,过于补益导致闭门留寇。处方用药亦围绕月经周期,按周期调理用药,卵泡期加强补肾之力,排卵期适当选用行气活血而不破血之品,经前期注重顾护肾气,注意培元固本,为妊娠做好充分准备。本案用药组方看似平淡无奇,却蕴含了医者正确的辨证思维及独特的学术思想。

余恒旺

调节阳气，引火归元

医家简介

余恒旺，男，1962 年出生，广东省廉江市石岭镇人；教授，主任医师，硕士研究生导师；现任茂名市中医院院长助理，脑病学科主任。余恒旺教授 1985 毕业于广州中医学院（现广州中医药大学）医疗专业，毕业后一直在茂名市中医院从事临床医疗工作；1991 年到广州医学院第二附属医院神经内科进修学习后专注于脑病的诊疗工作；2006 年至 2008 年在职参加广州中医药大学研究生课程班的学习。余恒旺教授于 2006 年 11 月被评审为中医内科主任医师，2007 年获聘广州中医药大学兼职教授、中医内科硕士研究生导师；2012 年 10 月被广东省人民政府授予"广东省名中医"称号，是广东省首批名中医师承项目指导老师；兼任中华中医药学会脑病分会委员，广东省中医药学会脑病专业委员会常务委员，广东省中西医结合学会神经科专业委员会常务委员，茂名市中医药学会脑病专业委员会主任委员，茂名市医学会神经病学专业委员会副主任委员。

临床特色

余恒旺教授精通中医学四大经典著作，又以《伤寒论》对其影响最为深刻。他注重临床实践，吸收融汇前人经验，医技日臻成熟。在 30 多年的临床实践与教学、科研工作中，逐步形成独特的学术思想和医疗风格。在临证中，重视阳气的作用、气的升降出入功能、气血怫郁的致病特点，大胆使用反治、反佐、引火归元等治法；在立方用药方面，喜师经方，用药简练，配伍有度。他师古而不泥古，对现代医学知识也有较深的研究。他赞成中西医结合，认为中西医紧密结合，以诚相见，能促进中医特色发扬光大。2006年，他整合医院神经系统相关的神经内科、神经外科和神经功能康复区，成立脑病学科，将传统的中医学理论与现代的西医学技术相结合，将内科治疗与外科治疗相结合、躯体治疗与康复治疗相结合，倾力为患者打造完美的治疗方案。

余恒旺教授治学严谨，擅长中医内科，尤其精通中医脑病的中西医诊断与治疗。对于中医辨证，他强调要定位、定性、定虚实；病证方面，着重中风病、眩晕、头痛、癫痫、失眠、震颤麻痹、抑郁症、焦虑症、高血压病的研究。他研制了用于治疗脑梗死、脑出血恢复期、眩晕、头痛、失眠的益脑枕方；治疗脑出血急性期或风火头痛、眩晕的清脑枕方；治疗中风瘫痪、麻痹、肿胀、关节肿痛的舒筋活络散；治疗中风气虚血瘀证的益脑通脉汤；治疗中风、眩晕、头痛等肝阳上亢证的清脑汤；治疗脑水肿的脱脑水汤；治疗中风、眩晕、头痛等肝阳上亢证的解语汤；治疗中风痰热腑实证的通腑灌肠液；治疗神经衰弱和焦虑症属肝郁化火证的神安宁片等中药制剂。

方药体悟

一、单味药

1. 山茱萸

性味归经：酸，涩，微温；归肝、肾经。

体悟：山茱萸救脱的功效，很多古代医籍都有记载。《神农本草经》云："山萸肉味酸平，主心下邪气、寒热。"此寒热乃肝虚厥热胜复之寒热；此心下邪气，即肝虚肝风内旋，气上撞心之心下邪气。《名医别录》云其"强阴益精，安五脏，通九窍"。《雷公炮炙论》云其"壮元气，秘精"。《本草备要》云其"补肝肾，健精气，强阴助阳，安五脏，通九窍"。《中药大辞典》谓其"补肝肾，涩精气，固虚脱"。《医学衷中参西录》云其"大能收敛元气，振作精神，固涩滑脱"；"得木气最厚，收敛之中兼具条畅之性"。

脱证，即正气脱越之谓。盖人之生也，负阴抱阳。《素问·阴阳应象大论》云："阴在内，阳之守也；阳在外，阴之使也。"《素问·生气通天论》云："阴平阳秘，精神乃治；阴阳离决，精气乃绝。"阴阳二者须臾不能离。凡人之病，无非阴阳偏盛偏衰，迨衰弱至极，阴阳相互不能维系，势将离决者，即谓脱。

统而言之，脱证不越阴阳二端，曰阴脱与阳脱。阴脱又有血脱、阴脱、精脱之别；阳脱又有气脱、阳脱之异。依其病位而言，脱证又有五脏之殊，如肺气衰、胃液枯、脾气败、心阳亡、心阴消、肝气脱等。肾乃一身阴阳之总司，诸脏之脱，无不关乎于肾，故救阴不离肾水，回阳不离命门。张锡纯用山茱萸救脱，无论阴脱阳脱，皆用之。阴脱者，阴不制阳而阴竭阳越，真气脱越于外；阳脱者，阴寒内盛，格阳于外，亦成真气外越。真气脱越之时，必以敛其耗散之真气为务。张锡纯认为，脱证乃肝虚极而疏泄太过，真气不藏所致，故凡脱必伴肝风内张、痉搐、头摇、目睛上吊等象，故张氏云："因人虚极者，其肝风必先动。肝风动，即元气欲脱之兆也。"肝虚极，本当不能升发疏泄，何以张氏云"肝虚极，疏泄太过，真气不藏"？盖肝有体用二端，肝体阴而用阳。肝阴血虚极，则不能制阳，反见肝阳亢而太过。肝体虚，山茱萸强阴补肝之体；肝苦急，以酸泻之。山茱萸之酸收，恰能泻肝之用。

辨识阴竭阳越的要点，首重于脉。阳脉大而阴欲绝，此即阴竭阳越之脉动。阳脉之大，可三四倍于尺脉，此为关格之脉。若脉难遽断，可进而察舌，舌光绛乃其特征。颧红如妆，亦为阳越之特征。其红，色艳无根；其红的部位主要表现在两颧，面部其他部位可暗滞、青黄、青白。愈红艳阳越脱，阳越脱愈红艳娇嫩。

对于脱证的治疗，张锡纯主张用酸敛补肝之法，"使肝不疏泄，即能杜塞元气将脱之路"，"重用萸肉以收敛之，则其疏泄之机关可使之顿停，即元气可以不脱，此愚从临床实验而得，知山萸肉救脱之力，十倍于参芪也"。

2. 附子

性味归经：辛、甘，大热，有毒；归心、肾、脾经。

体悟：附子大辛大热，纯阳之品，回阳救逆，温阳止痛，主治痛症而脉见沉微者。脉沉微，乃指脉象极细极微，按之如游丝，似有若无，或脉沉伏不出，重按至骨方得，或可见脉象突然变得空软无力，此皆为所谓"附子脉"的常见特征，而这些脉象多见于大汗、大吐、大出血或者极度疲劳、寒冷刺激之后而导致体质相当虚弱的患者，也可见于一些由于长期疾病的折磨或者年高体弱的患者。常常与上述症状相伴而来的症状有以下几种：①精神萎靡，极度疲劳感，表现为声音低微。②畏寒，四肢冰冷而过肘膝。③大便溏薄或腹泻，泻下物多为不消化物（所谓的完谷不化），同时可伴有腹满腹痛等。④浮肿，尤其是下肢的凹陷性水肿，有时也可以出现腹水，如果检测血压，可以见到血压偏低，心、肾功能也可能会低下。因此，我们不能把"脉微细"仅仅理解为一种复合的脉象的层次或者一个症状，而应该将之理解为一种体质状态，亦即所谓的"少阴阳虚证"。

附子所主治的痛症，其痛势多较为剧烈并出现以下几种情况：①患者虽然可以苍白虚弱，反而又见烦躁不安，全身疼痛而痛无定处，如一些肿瘤所引起的疼痛和或中枢性疼痛等。②关节疼痛、拘急而冷汗直冒，如某些风湿性关节炎、腰椎间盘突出症或脱出症、痛风等。③胁腹大痛而局部按之并无硬满拒按或抵抗，而且舌不红、苔不黄腻者。④胸痛彻背并伴见四肢冰冷过肘及膝，如心绞痛等。

附子温补肝阳：①附子辛热，补命门、壮心阳，通行十二经，走而不守，肝得阳之温煦乃能升发条达。②附子味辛，辛者可行可散，"肝欲散，急食辛以散之，用辛补之"。附子从风木之性，助肝升以条达。③清阳不升，浊阴用事，用附子使离照当空，阴霾自散，阳气可伸，复肝阳之职、升降之序。④补火以生土，土旺以制寒水之上侮。胃纳脾输，方能散精于五脏六腑，肝得其荫而用强。

3. 桂枝

性味归经：辛、甘，温；归心、肺、膀胱经。

体悟：桂枝最本质的特性是温通，既能入营血而鼓舞营气，又能入气分调畅气机。桂枝在《伤寒论》中主要用于以下方面：①解表邪，如桂枝汤、麻黄汤、大小青龙汤、葛根汤中的桂枝都是解表邪的。②补心阳，如桂枝甘草汤、桂枝甘草龙骨牡蛎汤、桂枝去芍药加蜀漆龙骨牡蛎救逆汤、桂枝去芍药汤及桂枝加桂汤，都用它来补心阳。③降冲气，如桂枝加桂汤，除了用桂枝补心阳外，还用其平冲降逆以降冲气。④桂枝还有一个作用就是开结气，桃核承气汤治疗太阳表邪入里化热，和血结于下焦的太阳蓄血证，在一派寒凉药之中，用了一个温通的桂枝来开血热凝结之气，利于活血化瘀。

黄元御《长沙药解》对桂枝作用做了总结，其曰："桂枝入肝家而行血分，定经络而达荣郁。善解风邪，最调木气，升清阳之脱陷，降浊阴之冲逆，舒筋脉动之急挛，利关节之壅阻。入肝胆而散遏抑，极止痛楚，通经络而开痹涩，甚祛湿寒，能止奔豚，更安惊悸。"

张锡纯总结桂枝曰："味辛微甘，性温，力善宣通，能升大气（即胸之宗气），降逆气（冲气、肝气上冲之类），散邪气（如外感风寒之类）。仲景苓桂术甘汤用之治短气，是取其能升也；桂枝加桂汤用之治奔豚，是取其能降也；麻黄汤、桂枝汤、大小青龙汤用之治外感，是取其能散也。而《神农本草经》论牡桂（桂枝），开端先言其主咳逆上气，似又以能降逆气为桂枝之特长，诸家本草鲜有言其能降逆气者，是用桂枝而弃其长也。小青龙汤原桂枝、麻黄并用，至喘者去麻黄加杏仁而不去桂枝，诚以《神农本草经》原谓桂枝主吐吸（即喘），去桂枝则不能定喘矣。乃医者皆知麻黄泻肺定喘，而鲜知桂枝降气定喘，是不读《神农本草经》之过也。桂枝善抑肝木之盛使不横恣，又善理肝木之郁使之条达也。为其味甘，故又善和脾胃，能使脾气之陷者上升，胃气之逆者下降，脾胃调和则留饮自除、积食自化。其宣通之力，又能导引三焦下通膀胱以利小便（小便因热不利者禁用，然亦有用凉药利小便而少加之作向导者），唯上焦有热及恒患血证者禁用。桂枝非发汗之品，亦非止汗之品，其宣通表散之力，旋转于表里之间，能和营卫、暖肌肉、活血脉，俾风寒自开，因其味辛且甘，辛者能散，甘者能补，其功用在于半散半补之间也。故服桂枝汤欲得汗者，必啜热粥，其不能发汗可知；若阳强阴虚者，误服之则汗即脱出，其不能止汗可知。"

4. 麻黄

性味归经：辛、微苦，温；归肺、膀胱经。

体悟：麻黄茎细中空，像人之毛窍，一茎直上，而其草丛生，故能上升又能外散。其生麻黄之地，冬不积雪，其茎能冲破冻地而生，有破阴回阳之力，尚能发越下焦之阳气，达皮毛之窍，凡空隙之处，皆可锐而入之。肺合皮毛，故麻黄为开利肺气、通调水道之要药，善搜肺风，泻肺定喘，谓其癥瘕聚积，又能深入积痰凝血之中，消坚化瘀，不但能走太阴之经，亦能走太阳之腑，因而总结出麻黄有五通的作用，通血、通窍、通汗、通便、通尿。

麻黄除发汗宣肺、平喘利尿之外，尚可解寒凝。麻黄配石膏，宣肺而不发表；麻黄配白术，祛湿而不发汗；麻黄配附子，振奋阳气而不发汗；麻黄得熟地黄不发表，熟地黄添麻黄不凝滞。

5. 干姜

性味归经：辛，热；归脾、胃、肾、心、肺经。

体悟：干姜主治多涎唾而不渴者。所谓涎唾即涎沫，即唾液及痰涎。多痰涎者，即口内唾液较多，或咳吐痰涎较多。而干姜所主的涎唾多清稀透明，或多泡沫，患者多无口渴感，或虽渴而所饮不多。临床见此症，其舌苔必白厚或腻，或白滑，舌面若罩一层黏液，这种舌象表现正是所谓的"干姜舌"。

同时，干姜多用于以下情况：①反复服用攻下的药物后，凡误下或屡下后张仲景多使用干姜。②以腹泻、呕吐为特征的消化道疾病，以及伴有脉微而肢冷时。③以咳嗽或咳喘为特征的呼吸道疾病。④以腰部冷痛为表现的骨关节疾病等。⑤中风后口涎不断。

6. 柴胡

性味归经：苦、辛，微寒；归胆、肝、肺经。

体悟：柴胡主治往来寒热而胸胁苦满者。凡胸胁苦满、往来寒热而兼呕者，或兼四肢逆冷者，或兼默默不欲饮食者，均为柴胡的主治范围。

往来寒热是作为一组症候群，可以出现在许多系统的疾病当中，如病毒感染性疾病、精神及神经系统疾病、免疫系统疾病及女性月经病等。我们可以从以下几个方面来理解寒热往来：①指患者发冷发热持续较长的时间，即比较长时间的体温不正常，许多发热性疾病，尤其是不明原因的发热持续多日者可以看作是寒热往来。②是指患者的自我感觉，即一种寒热交替感，或忽而恶风怕冷，肌肤粟起，又忽然身热而烦；或是表现为心胸热而四肢寒，或上部热而下体寒，或者是半身热而半身寒等。③是一种过敏状态，如一些患者对温度变化的自我感觉过敏，表现为特别畏风、怕吹空调等；另外，对湿度、气压、光照、气候、居住环境、音响、气味等的变化过敏乃至心理的过敏，或可说是敏感，都可以将之视为往来寒热的延伸。

而往来寒热当中，"往来"也有特殊意义，亦可包括三种情况：第一是指疾病的迁延性、病程的慢性化，临床上可见于许多病毒感染性疾病、精神及神经系统疾病、免疫系统疾病、女性月经病等都是这种有"往来"特征的疾病。第二是指有节律性，或曰节律、周节律、月节律等。比如失眠，患者常常时至深夜而毫无睡意是表现为日节律者；目前常见的星期一综合征则表现为周节律；而女性的经前期紧张综合征、乳腺小叶增生症等则表现为月节律；另外一些过敏性的疾病如支气管哮喘、花粉症、过敏性鼻炎等，则又表现为季节性，亦可以将之理解为一种节律性。第三是指没有明显的节律，表现为时发时止而不可捉摸，如癫痫及一些神经症、过敏性疾病等。

胸胁苦满是患者的自觉症状，也是一种他觉症状。所谓自觉症状，是指患者自觉的胸膈间的气塞满闷感和胁肋下的气胀填满感，患者常常以"胸闷胸痛""无法呼吸""想要深呼吸""腹胀""心里不舒服"等来向医生进行表述，此时常常伴有上腹部的不适感、腹胀、嗳气等躯体症状。而所谓的他觉症状，即是指医生沿患者肋骨弓的下端向胸腔内按压，此时指端会感觉有抵抗感，同时患者也会诉说有疼痛不适感者。此外，胸胁部的肿块也属于胸胁苦满的范畴，如乳房的胀痛与结块、分泌异常、腋下的肿块等。

胸胁苦满还指患者的心理处于一种抑郁痛苦的状态，患者可表现为情绪低落，神情漠然，可以出现食欲不振，也可以出现烦躁、恶心、口干口苦、咽喉异物感等，有的患者还可以出现睡眠障碍、疑病心理等。

7. 栀子

性味归经：苦，寒；归心、肺、三焦经。

体悟：栀子味苦象心包，故泻心包之火，主治烦热而胸中窒者。烦热，即心烦不安，卧起不宁，往往伴有睡眠障碍。胸中窒，即患者自觉胸部有重压感、窒塞感、呼吸不畅感，甚至疼痛感等，临床上常见的焦虑症、强迫症等多可见上述表现。

栀子兼治黄疸、腹痛、咽喉疼痛、衄血、血淋、目赤。其黄疸多鲜明如橘子色，此时多配伍茵陈蒿、大黄、黄柏等；其腹痛多位于上腹部或剑突下，呈持续性的胀痛或灼痛，这种情况则多配伍黄连、连翘等。咽喉疼痛时，多见局部充血或肿大，可配伍桔梗、生甘草；栀子治疗鼻衄尤为擅长；另外对于尿血、血淋，常配伍滑石、甘草、阿胶；湿热蕴结，常用栀子透热。

8. 葛根

*性味归经：*甘、辛，凉；归脾、胃、肺经。

*体悟：*葛根专理颈项，通督达脊，为颈项病的专用药。《伤寒论》中用葛根有三方面作用：①升阳发表，助桂枝汤解肌祛风，增强桂枝汤的发汗力量。②疏通经脉，祛除经脉中的邪气。葛根地面部分就是葛藤，可以爬得很远，是藤本植物。所有的藤本植物几乎都有疏通经络的作用。③升津液，起阴气，滋润经脉。凡是经脉拘挛的病症，都有津液不能滋润的因素，故在治疗经脉拘挛的时候，要特别注意保护津液。当然能够用滋润经脉的药就更好了，故葛根还有滋润经脉的作用，对缓解经脉的拘挛，治疗项背强几几有特殊的作用。

9. 龙骨

*性味归经：*涩、甘，平；归心、肝经。

*体悟：*龙骨主治虚劳，或自汗，或多梦纷纭，精气不固，或阴阳两虚，有将脱之势；心虚怔忡，惊悸不眠；血淋及膏淋；小便频数，遗精白浊，或兼痛涩；崩漏、带下诸症。龙骨亦治因思虑生痰，因痰生热，神志不宁；内中风证，证属阴虚阳亢，肝阳上亢者；胁下胀痛；咳血、吐血，久久不愈者。

龙骨为动物化石，有阳潜于阴之象，最像肝脏厥阴之中含少阳之象，质地又重，为镇心神、安肝魂的妙药，能使肝木安于本分而自司其责。龙骨质地黏涩，具有翕收之力，故能收敛元气，镇安精神，固涩滑脱；其性又善利痰，因味微辛，收敛之中仍有开通之力。

牡蛎能软坚化痰，善消瘰疬，止呃逆，固精。其咸寒属水，以水滋木，则肝胆自得其养，且其性善收敛，有保合之力，则胆得其助而惊恐自除。牡蛎质类金石，有镇安之力，则肝得其平而恚怒自息矣。龙骨与牡蛎均敛正气而不敛邪气，开通化滞又寓于收敛之中，其中龙骨益阴之中能潜上越之浮阳，牡蛎益阴之中能摄下陷之沉阳。二药伍用，相互促进，敛正祛邪，安魂定魄，镇肝敛冲，益阴潜阳，开通化滞，软坚散结，宁心固肾，安神清热，收敛固脱，涩精止血、止带之力益彰。

10. 辛夷花

性味归经：辛，温；归肺、胃经。

体悟：李时珍《本草纲目》说："辛夷之辛温，走气而入肺，其体轻浮，能助胃中清阳上行通于天，所以能温中治头、目、面、鼻九窍之病。"

二、验方

1. 益脑通脉汤

组成：黄芪 30g，当归尾 15g，红花 10g，鸡血藤 30g，地龙 10g，土鳖虫 10g，丹参 30g，桑枝 30g，何首乌 30g，山茱萸 15g，杜仲 12g，巴戟天 12g。

功效：益气血，补肝肾，活血通络。

主治：用于治疗中风气虚血瘀证。

2. 清脑汤

组成：羚羊骨（先煎）30g，全瓜蒌 15g，菊花 15g，钩藤（后下）30g，生地黄 30g，川牛膝 15g，白芍 30g，益母草 30g，天竺黄 20g，生大黄 9g，黄芩 10g，虎杖 30g。

功效：清肝泄热，化痰通腑。

主治：用于治疗中风、眩晕、头痛等肝阳上亢证。

3. 化瘀消水汤

组成：丹参 30g，红花 10g，水蛭 10g，川牛膝 15g，益母草 30g，猪苓 30g，泽泻 30g，天竺黄 20g，石菖蒲 12g。

功效：活血祛瘀，化痰利水。

主治：用于治疗中风引起的脑水肿。

4. 通腑灌肠液

组成：大黄 15g，虎杖 30g，全瓜蒌 30g，益母草 30g。

功效：涤痰清热，通腑醒神。

主治：保留灌肠用于治疗中风痰热腑实证。

5. 舒筋活络散

组成：生川乌 10g，生草乌 10g，生南星 10g，生半夏 10g，生麻黄 20g，川芎 20g，红花 10g，松节 30g，桑枝 30g，伸筋草 20g，透骨草 20g，宽筋草 20g。

功效：消肿化瘀，舒筋活络。

主治：局部热敷用于治疗中风瘫痪，局部麻痹、肿胀，关节肿痛。

6. 补肾益智方

组成：黄芪 30g，熟地黄 20g，益智仁 20g，山茱萸 20g，鹿角胶（烊化）20g，丹参 20g，郁金 10g，川芎 10g，石菖蒲 10g，远志 10g。

功效：补肾活血化痰。

主治：老年痴呆由肾精亏损，痰瘀阻络而发者。

7. 泻青丸合升降散

组成：龙胆草 12g，炒栀子 12g，当归 10g，川芎 10g，羌活 12g，防风 12g，僵蚕 12g，姜黄 12g，生大黄 4g，蝉蜕 4g。

功效：清肝透热除烦。

主治：用于治疗肝经郁热引起的头痛、耳鸣、失眠、抑郁症、焦虑症等。

典型案例

一、中风（中经络）

陈某，女，56 岁。

主诉：右侧肢体偏瘫、语言欠流利1个月。

现病史：患者于1个月前突发左侧肢体偏瘫、语言不流利，脑MRI检查示左侧基底节区脑梗死，住院治疗后仍右侧肢体活动不利，不能独自站立，抬臂不及肩，手指、脚趾不能动，精神疲倦，语言欠流利，舌质暗淡，苔薄白，脉沉弦紧、重按无力。

中医诊断：中风——中经络（寒凝经络）。

西医诊断：脑梗死。

治则：温经通络。

处方：小续命汤加减。

麻黄12g，桂枝10g，防风12g，防己10g，党参20g，熟附子（先煎）20g，川芎15g，黄芩6g，白芍12g，炙甘草5g，苦杏仁10g。每日1剂，水煎服。

上方加减共服80多剂，患者语言清晰，肢体可正常活动。

按：小续命汤是治疗中风的名方，清代张秉成在《成方便读》中指出："此方所治之不省人事、神气溃乱者，乃邪气骤加，正气不守之象。筋脉拘急者，筋得寒则收引也。半身不遂者，乘人所禀阴阳之偏盛，气血之盈亏，以致虚邪客于身半也。方中用麻黄、桂枝、防风、防己大队入太阳之经祛风逐湿者，以开其表；邪壅于外，则里气不宣，里既不宣，则郁而为热，故以杏仁利之，黄芩清之；而邪之所凑，其气必虚，故以党参、甘草益气而调中；白芍、川芎护营而和血；用附子者，既可助补药之力，又能济麻黄以行表也；姜、枣为引者，亦假之以和营卫耳。"中风病位在脑，高颠之上，唯风可到。小续命汤对阳虚寒凝，脉络阻滞所导致的中风有较好的疗效。

二、中风（中脏腑）

梁某，男，52岁。

主诉：左侧肢体偏瘫1个月。

现病史：患者于2019年5月16日突发头痛、呕吐、左侧肢体偏瘫，脑 CT 检查示右侧基底节区出血（量约 12mL）破入脑室，住院治疗 20 多天，病情稳定出院。现症见神识昏昧，口舌歪斜，左侧肢体不遂，懒言，二便不能自禁，舌绛而嫩，苔少，脉弦、双尺沉细无力。

中医诊断：中风——中脏腑（肾水亏，肝风内动）。

西医诊断：脑出血。

治则：滋肾阴，补肾阳，化痰开窍。

处方：地黄饮子加减。

熟地黄 20g，山茱萸 30g，肉苁蓉 12g，巴戟天 12g，熟附子（先煎）6g，远志 6g，麦冬 15g，五味子 6g，生白芍 15g，石菖蒲 12g，生龙骨（先煎）20g，茯苓 12g，生牡蛎（先煎）20g，龟甲（先煎）20g，怀牛膝 15g，肉桂（后下）4g。

此方加减，共服 120 余剂，患者神志、语言恢复正常，左侧肢体活动基本正常。

按：本案患者脉弦、双尺沉细无力，舌绛而嫩，苔少，诊断为中风中脏腑，证属肾水亏，肝风内动。《素问·阴阳应象大论》谓"年四十而阴气自半也"，中老年人阴阳二气日渐不足，脏气虚衰，精气内亏，加之饮食劳倦、他病迁延，虚虚实实，精气互损，若致肾水不足，水不涵木，阴虚精亏，阴虚阳浮，虚风内动，则发生中风。

《素问·阴阳应象大论》云："形不足者，温之以气，精不足者，补之以味。"地黄饮子出自金元四大家之一刘完素之《宣明论方》，其中熟地黄、山茱萸填精益髓，滋养乙癸之源；肉苁蓉、巴戟天补肾助阳，温养先天之气；麦冬、五味子滋敛肺肾之液并清虚热；远志、石菖蒲、茯苓宁心安神，化痰开窍，交通心肾；配合少量辛热之附桂，不在补火，意在摄阳，引火归元。诸药合用，温而不燥，补而能行，标本兼顾，上下并治，重在补肾治本，共成补肾益精、滋阴助阳、宁心安神之功。全方协调水火，平衡阴阳，阴精充足，元阳归肾，中风自愈。无论是出血性中风还是缺血性中风，确为尺弱肾亏者，皆可用地黄饮子加减治疗。

三、眩晕

梁某，男，60岁。

主诉：头晕、头痛、失眠、记忆力减退1年。

现病史：患者1年前开始出现头晕，头痛，失眠，记忆减退，逐渐发展为不识人，失算，举止乖违，上街不识回家，随处小便，故而前来就诊。查舌紫暗，苔薄白腻，脉沉细无力。头颅CT检查示脑萎缩。以改良长谷川简易智能评定量表检测得分为16.5分。

中医诊断：眩晕（肾精亏损，痰瘀阻窍，元神失养）。

西医诊断：痴呆。

治则：补肾活血，化痰开窍。

处方：补肾益智方（自拟方）加减。

黄芪30g，熟地黄20g，益智仁20g，山茱萸20g，丹参20g，炮穿山甲（先煎）20g，鹿角胶（另熔）20g，川芎10g，石菖蒲12g，远志10g，胆南星10g。每日1剂，水煎服。

服药30剂，患者精神好转，记忆力增强，能说出家人名字，计算能力有进步，小便能自控。按上方再服30剂，患者能完成基本交谈，生活能自理，智能评分达26.5分。再服30剂以巩固疗效，随访半年，病情稳定。

按：老年人由于生理、病理因素的影响，脏腑功能日渐衰退，必致气血、津液运行输布失常，日久形成痰瘀，阻滞脑窍，致元神失养，痴呆形成。因此，老年痴呆由肾精亏损，痰瘀阻络而发，证属本虚标实，当以补肾活血化痰为治疗大法，以自拟补肾益智方加减治疗。其中熟地黄、益智仁、山茱萸、鹿角胶滋肾填精，黄芪益气，丹参、川芎活血化瘀，石菖蒲、远志化痰开窍。全方共奏补肾养髓、祛瘀生新、化痰开窍醒神之功，攻补兼施，补而不滞，补中有通，故收到较好的疗效。

四、暑温

林某，男，10 岁。

主诉：昏迷 6 天。

现病史：患者于 1994 年 8 月 22 日出现发热，呕吐，时有乱语，到当地县医院住院治疗，病情逐日加重，4 天后出现昏迷，四肢抽搐，颈项强直，牙关紧闭，大小便失禁。头颅 CT 及腰椎穿刺检查，诊断为病毒性脑膜炎。因治疗罔效，告病危，遂出院，于 1994 年 9 月 1 日来我院求中医治疗。症见高热，昏睡，神志不清，两目上视，牙关紧闭，四肢抽搐，角弓反张，尿自遗，肌肉瘦削，面色少华，4 日未解大便，唇干，舌红，苔黄燥，脉弦细数。

T 39.8 ℃，P 110 次 / 分，R 22 次 / 分，BP 13/9kPa（70/100mmHg）。发育正常，营养差，形体消瘦。双肺可闻及散在干啰音。双侧眼球向上偏视，双侧瞳孔等大等圆，口角无歪斜。全身肌肉肌张力增高，四肢阵发性抽搐，未引出病理性神经反射。颈抵抗，颏胸距约 3 横指，布氏征阳性。血常规：白细胞 $9.8×10^9$/L，中性粒细胞 0.7；脑脊液清，白细胞 $46×10^6$/L，潘氏试验（+），氯化物 120mmol/L，糖 3.6mmol/L。

中医诊断：暑温（暑热动风）。

西医诊断：病毒性脑膜炎。

治则：清热解毒，平肝息风，豁痰开窍。

处方：羚角钩藤汤加减。

羚羊角（先煎）5g，天竺黄 9g，生地黄 15g，蜈蚣 1 条，石菖蒲 9g，桑叶 9g，白芍 15g，钩藤 15g，全蝎 5g，郁金 7g，甘草 6g，蝉蜕 12g，菊花 9g。每日 1 剂，加水 300mL 煎至 100mL，分 2 次鼻饲。

并予清开灵注射液 16mL 加入 250mL5% 葡萄糖溶液中，静脉滴注，每日 1 次。

二诊：1994 年 9 月 5 日。服药 4 剂，静脉滴注清开灵注射液4天，患者神志已清，抽搐止，拔胃管能进食，大小便能控制，但仍低热，体温37.8℃，语言欠流畅，神情呆滞，时有痴笑傻哭，乱语，大便干结，舌红，苔薄黄转润，脉弦细稍数；四肢肌张力较高，大便潜血（++）。此乃温邪有外达之势。

处方：生龟甲（先煎）20g，鳖甲（先煎）20g，生龙骨（先煎）15g，川贝母10g，生牡蛎（先煎）15g，生地黄15g，白芍15g，麦冬10g，天竺黄9g，石菖蒲10g，甘草5g，钩藤15g。每日1剂，水煎服。

继续每日1次静脉滴注清开灵注射液。

三诊：1994年9月11日。热退，语言清晰，可记忆病前事情，能独自步行，但胃纳欠佳，神疲乏力，步态欠协调，时有倾倒，舌红，苔薄白，脉细数。此乃邪毒已清，气阴不足，拟扶正固本、益气养阴之法。

处方：西洋参（另炖）5g，甘草5g，五味子6g，麦冬10g，白芍10g，鸡内金5g，生地黄10g，山药15g，谷芽15g。每日1剂，水煎服。

患者住院1个月，痊愈出院。

按：本例发病于炎夏季节，暑气当令，天暑下迫，地热上蒸，人在其中，加之患者素体不足，暑邪热毒乘虚而袭，故而病暑，以高热、神昏、牙关紧闭、四肢抽搐、角弓反张、小便自遗为主症，中医学称为暑温。其主要病机是暑邪热毒为患。暑为火热之邪，易犯心营，内陷厥阴，耗气伤津，引动肝风而致痉厥。治以清热解毒、凉肝息风、豁痰开窍为法，方以羚羊角、桑叶、菊花清热凉肝，白芍、生地黄养阴和营，蜈蚣、全蝎、钩藤、蝉蜕息风止痉，天竺黄、石菖蒲、郁金豁痰开窍，甘草清热解毒，结合静脉滴注清开灵注射液以加强清热解毒、开窍之功。治疗正切病机，故能获佳效。后期以气阴双补之生脉散加减调理而病告痊愈。

五、阴疽

张某，男，46岁。

主诉：脂肪瘤6年。

现病史：患者6年前出现遍身散在皮下肿块，大者如核桃，小者如小豆，不痛不痒，按之较硬，诊断为脂肪瘤，久治不愈。舌质淡紫，苔薄白，脉弦滑。

中医诊断：阴疽（营血不足）。

西医诊断：脂肪瘤。

治则：温化寒痰。

处方：阳和汤。

熟地黄30g，麻黄5g，白芥子12g，鹿角胶（烊化）15g，肉桂4g，炮姜5g，生甘草6g。每日1剂，水煎服。

患者服上方1个月后，大的肿块开始变小，小的肿块开始消退；2个月后黄豆大小以下的肿块全消；3个月左右，核桃大小之肿块缩至黄豆大小。共治疗4个月，肿块全消。

按：阳和汤出自王洪绪的《外科证治全生集》，主治"骨槽风、流注、阴疽、脱骨疽、鹤膝风、乳癌、结核、石疽、贴骨疽及漫肿无头，平塌白陷，一切阴凝等证"。此证因皮色不变，不热不痛，脉弦滑，故断为阴证。

阴疽多由素体阳虚，营血不足，寒凝湿滞，痹阻于肌肉、筋骨、血脉所致，故局部或全身见一系列虚寒表现，治宜温阳补血，散寒通滞。阳和汤方中重用熟地黄滋补阴血，填精益髓；配以血肉有情之鹿角胶，补肾助阳，强壮筋骨，两者合用，养血助阳，以治其本，共为君药。寒凝湿滞，非温通而不足以化，故方用炮姜、肉桂温热之品为臣。脾主肌肉，炮姜温中，破阴通阳；寒在营血，肉桂入营，温通血脉。佐以麻黄，辛温达卫，宣通经络，引阳气，开寒结；白芥子祛寒痰湿滞，可达皮里膜外，两味合用，既能使血气宣通，又可令熟地黄、鹿角胶补而不滞。甘草生用为使，解毒而调诸药。综观全方，其配伍特点是补血药与温阳药合用，辛散与滋腻之品相伍，宣化寒凝而通经络，补养精血而扶阳气，用于阴疽，犹如离照当空，阴霾自散，化阴凝而布阳气，使筋骨、肌肉、血脉、皮里膜外凝聚之阴邪皆得尽去，故以阳和名之。

王洪绪自言："阴疽治法，夫色之不明而散漫者，乃气血两虚也；患之不痛而平塌者，毒痰凝结也。治之之法，非麻黄不能开其腠理，非肉桂、炮姜不能解其寒凝。此三味虽酷暑不可缺一也。腠理一开，寒凝一解，气血乃行，毒亦随之消矣。"又言："麻黄得熟地黄不发表，熟地黄得麻黄不凝滞。"另外，如麻黄配石膏，宣肺而不发表；麻黄配白术，祛湿而不发汗；麻黄配附子，振奋阳气而不发汗，皆中药配伍之妙用。

六、头痛

梁某，男，36岁。

主诉： 发作性右侧头痛3年余。

现病史： 患者因发作性右侧头痛3年余而就诊。发作时右侧头痛如锥刺，痛不可忍，愈发愈剧愈频，服止痛药、卡马西平及局部封闭等方法治疗，初始尚能缓，久之效微。舌红，苔薄黄，脉沉弦细数。

中医诊断： 头痛（肝胆郁火）。

西医诊断： 偏头痛。

治则： 祛其壅塞，清透郁火。

处方： 升降散加减。

僵蚕10g，蝉蜕3g，姜黄12g，大黄3g，桑叶12g，栀子12g，薄荷3g。每日1剂，水煎服。

共服上方7剂痛止，随访多年未发作。

按： 火郁于内，必上下攻冲。攻于上者可头晕头痛、目赤目痛、耳聋耳鸣、牙痛龈肿、口舌生疮、鼻衄齿衄、咽痛音哑、咳喘胸痛、心烦心悸、不寐狂躁、谵语神昏、恶心呕吐等；攻于下者可腹痛、下利或便结、小便淋痛、便血、溲血、崩漏等，临床表现纷纭繁杂。火郁证虽繁杂，但有其特征，即火热内郁则里热，阳郁不达而外寒，舌红面赤，脉沉而躁数。

判断火郁证的关键指征是脉沉而躁数。气血不能外达以鼓荡充盈血脉，故脉沉。气血不得外达有两类原因：一是邪气阻遏，凡六淫、七情、气血痰食等，皆可阻遏气机，气机郁滞，气血外达之路窒塞不畅，故而脉沉。此沉必按之有力，属实。另一个原因是正气虚衰，气血无力外达以鼓荡充盈血脉，致脉沉。此沉必按之无力，属虚。

脉何以躁数？气机郁闭，气血遏伏于里，五志化火，或六气化火，或气血痰食蕴久化热，待化火之后，则为阳邪，阳主动，火热内郁，必不肯宁静，奔冲激荡，躁动不宁，迫激气血，致脉数且不宁静而躁动。此种脉乃火郁的典型脉象。若邪郁气滞重者，脉可沉细小、迟涩，但沉而细小、迟涩之中，必有躁动不宁之象，至重者可以脉厥身亦厥。若脉动尚难以遽断，则当进而查舌，舌质必红，甚而红绛干敛。根据脉舌的特征，火郁证当不难判断。

此案之头痛，因脉沉弦细数而舌红，故断为郁火上攻所致。凡火郁者，必给邪以出路，使郁火透达于外而解。治疗原则为祛其壅塞，展布气机，清透郁火。栀子豉汤、四逆散皆为治疗郁火之祖方。升降散乃升清降浊，透泄郁热，为治郁火之佳方。此方出自杨栗山《伤寒温疫条辨》，为温病15方之首方，所列病证计72条。症虽繁杂，然病机则一，皆为郁火，故统以升降散治之。

七、耳鸣

梁某，男，46岁。

主诉：双耳鸣3个月。

现病史：患者双耳鸣3个月，西医诊为神经性耳鸣，曾多方求治，终未见效，故来就诊。除耳鸣外，伴听力下降，头晕，食欲不振，精力不足，精神不振，大便烂，舌质淡，苔薄白,脉弦缓、双寸沉微。

中医诊断：耳鸣（肝郁脾虚）。

西医诊断：神经性耳鸣。

治则：疏肝健脾。

处方：益气聪明汤加减。

生黄芪 12g，党参 10g，当归 9g，白芍 6g，蔓荆子 12g，升麻 4g，葛根 20g，柴胡 6g，黄柏 3g，炙甘草 5g。每日 1 剂，水煎服。

服此方约 2 个月，耳鸣止，听力正常，诸症悉除。

按：耳乃清窍，为清阳所充养。清阳不升，九窍不利，耳鸣耳聋由此而生。寸口之脉，寸为阳位，尺为阴位。寸沉微乃清阳不升；弦而缓，乃肝郁脾虚而不升。方用益气聪明汤加减。方中升麻、葛根、柴胡、蔓荆子皆轻宣升浮，助清阳上达。党参、黄芪、炙甘草益气升清；当归、白芍补肝之体，益肝之用，且白芍酸敛，以防升发太过，使升中有收，以成有制之师。加黄柏者，因气虚之时，贼火易炽，且甘温升散多能动阳，予黄柏监之。

八、耳聋

刘某，男，23 岁。

主诉：左耳暴聋 1 天。

现病史：患者外感初愈，1 天前左耳暴聋，前来就诊。查舌质暗红，苔黄腻，脉动弦数而濡、双寸沉。

中医诊断：耳聋（肝胆湿热）。

西医诊断：耳聋查因。

治则：清利肝胆湿热。

处方：龙胆泻肝汤加减。

龙胆草 8g，炒栀子 12g，黄芩 10g，柴胡 12g，生地黄 15g，茵陈蒿 15g，防风 7g，羌活 7g，川芎 8g，当归尾 10g，泽泻 12g，升麻 6g。每日 1 剂，水煎服。

上方服 3 剂而愈。

按：此案乃外感病愈后，余邪伏于肝胆所致。脉弦濡数为湿热之象，阻遏清阳上达而寸沉。龙胆泻肝汤主治肝胆湿热所致之病症，其中龙胆草、栀子、黄芩、柴胡苦寒降泻火热，茵陈蒿、泽泻清热利湿，生地黄、当归、川芎补养肝体，加防风、羌活、升麻味辛升散解郁。全方组成辛开苦降之剂，方证相合，故热退清升而愈。

九、不寐

陈某，男，29 岁。

主诉：失眠半年。

现病史：患者半年前无明显诱因出现入睡难，经常彻夜不眠，多梦，易醒，早醒，烦躁，心慌心跳，胸闷，咽痛不适，头晕头痛，每晚服安眠药只能睡 2～3 小时，且似睡非睡。舌暗淡，苔薄白，脉右寸数、不任重按，尺脉弱。

中医诊断：不寐（心肾不交）。

西医诊断：睡眠障碍。

治则：补益肾阳，安神。

处方：济生肾气丸加减。

熟地黄 12g，山茱萸 12g，肉桂（后下）5g，炮附子（先煎）9g，茯苓 12g，泽泻 10g，牡丹皮 10g，怀牛膝 9g，五味子 6g。7 剂，每日 1 剂，水煎服。

二诊：服上方后每夜能睡 5～6 小时，烦躁、心慌、咽痛、头晕头痛缓解，尺脉尚弱。于上方加巴戟天 10g，肉苁蓉 10g，再服 7 剂。

按：足少阴肾经从足入腹，穿膈过肺，循喉咙夹舌本；其支者，从肺出，络心，注胸中，这就沟通了心肾相交、水火既济的关系。在生理情况下，心火下交于肾，助肾阳以温暖肾水，使肾水不寒。肾水就是肾阴，上奉于心，助心阴以制约心火，使心火不亢，这就叫心肾相交、水火既济。这时，兴奋和抑制交替发生，觉醒和睡眠交替出现，睡眠的时候，睡眠香甜，睡眠安定、平稳，人体能够得到充分的休息；觉醒的时候，精力充沛，精神振作，精力集中，有充沛的精力来工作和学习。火水未济，心肾不交，阳不入阴，就会导致不寐。

心肾不交，阳旺阴弱之脉大致有三种：一是阳脉数大而有力，尺脉细数，此为肾水不足，心火独亢，当予泻南补北，黄连阿胶鸡子黄汤、交泰丸主之；二是阳旺按之减，尺脉细数且舌光绛者，此为阴不制阳，水亏阳浮，当滋阴潜阳，方如三甲复脉汤；三是阳旺不任重按，尺脉沉弱且舌淡者，此阴盛格阳，当温补下元，引火归元，方如济生肾气丸、右归饮之类。此例患者虽咽痛心烦，然寸数不任重按且尺弱，知为下元阳虚阴盛，虚阳上浮，故予济生肾气丸引火归元。此种阳浮，赵养葵称之为龙雷之火，此火不可水灭，不可直折，必以热药引火归元。

十、郁证

邓某，男，60岁。

主诉：郁郁寡欢2月余。

现病史：患者近2个月来出现情志不遂，郁郁寡欢，胁肋胀痛，胸闷不舒，阵阵憎寒，四肢逆冷，心烦梦多，大便干结，小溲赤热，舌红口干，两脉沉弦小数。汉密尔顿抑郁量表评分16分。

中医诊断：郁证（肝郁化火）。

西医诊断：抑郁症。

治则：疏肝清热。

处方：泻青丸合升降散加减。

龙胆草12g，炒栀子12g，当归10g，川芎10g，羌活12g，防风12g，僵蚕12g，生大黄4g，姜黄12g，蝉蜕4g。每日1剂，水煎服。

服药1周后，症状均减轻，再进6剂而愈。

按：泻青丸出自宋代钱乙《小儿药证直诀》，是在五脏辨证的基础上，针对肝经实热所创的代表方。升降散出自《伤寒温疫条辨》。本案因情志不遂而起，其胁肋胀痛、胸闷不舒，皆属肝郁气滞之象；肝郁化火，内扰心神，故心烦梦多；热灼津伤，则便干溲赤，舌红口干；火郁气滞，营卫失调，卫外失司，故阵阵憎寒；阳气不达四末，则四肢逆冷；两脉沉弦主气机阻滞，数乃郁火内逼之征。综观其证，虽寒热错杂，然皆由气郁而起，故治从调畅三焦气机入手，郁解气行，则其火自泻。方以龙胆草苦寒，清肝胆实火；大黄通腑泄热，使热从大便解；栀子泄心热，使热从小便出；当归、川芎补血养肝，以护肝体；羌活、防风性辛散，以解肝经之郁，顺肝之性，散风以疏肝；僵蚕、蝉蜕质轻浮而升阳中之阳，善透邪外出；姜黄入心脾二经，行气散郁。《伤寒温疫条辨》云："取僵蚕、蝉蜕升阳中之清阳；姜黄、大黄降浊阴中之浊阴，一升一降，内外通和，而杂气之流毒顿消矣。"两方配伍合用，调气机而开其郁，畅三焦以泻其火，升降协调，寒温并存，通达三焦，散肝经之热，透散宣郁。

洪杰斐

主调阴阳，执简驭繁

医家简介

洪杰斐，男，1963 年出生，广东雷州人；主任中医师，广东省名中医，广东医科大学附属医院中医科副主任；临床擅长治疗慢性胃炎、反流性食管炎、溃疡病、慢性结肠炎、心脏神经官能症、偏头痛、中风后遗症、颈椎病、腰椎间盘突出症、小儿咳嗽等疾病；发表学术论文 13 篇。

临床特色

临床上，洪杰斐注重辨别阴阳，擅长通过调整阴阳，执简驭繁，并注重肝、脾、肾三脏功能的调理，切合现代生活方式对人体健康的影响。其推崇"百病多由痰作祟"的观点，重用化痰祛湿法治疗各种慢性病，如眩晕、咳喘、胃肠病、颈椎病、中风后遗症等。治疗复杂疑难疾病时，洪杰斐善于用活血通络法，疗效显著。

方药体悟

一、单味药

1. 藿香

性味归经：辛，温；归脾、胃经。

体悟：藿香本为胃肠药，常用于治疗恶心呕吐、腹泻，也用于伤寒头痛、寒热、喘咳。该药治疗咳嗽，外感咳嗽、内伤咳嗽均有使用，原因是"肺为储痰之器，脾为生痰之源"，胃肠功能不好，常常是咳嗽迁延难愈的一个重要原因。而藿香兼具和胃止呕、止咳平喘之作用，用来治疗咳嗽兼有胃肠功能差的患者，常常取得良好效果。阴虚火旺者禁用藿香。

2. 桑寄生

性味归经：苦、甘，平；归肝、肾经。

体悟：桑寄生常用于治疗腰膝酸痛、筋骨萎弱、偏枯、风寒湿痹、胎漏血崩、产后乳汁不下等。洪教授常用该药治疗慢性肝炎，因慢性肝炎者常有肝肾不足。补肾使用桑寄生，不燥不凉，还能养血，较之其他补肾药适用性更强。

3. 浮小麦

性味归经：甘，凉；归心经。

体悟：浮小麦常用于骨蒸劳热、自汗盗汗、脏躁等。洪教授常用于治疗各种心神不宁、失眠、焦虑症等，往往取得良好效果，可见该药具有良好的镇静安神作用。

4. 僵蚕

性味归经：咸、辛，平；归肝、肺经。

体悟：僵蚕常用于肝风夹痰，惊痫抽搐、小儿急惊风、破伤风、中风口㖞、风热头痛、目赤咽痛、风疹瘙痒等，临床应用比较广泛。洪教授常用该药治疗皮肤、呼吸道的过敏性疾病，如荨麻疹、过敏性鼻炎、哮喘、过敏性支气管炎，因其祛风作用对过敏性疾病有良好效果。该药也用于治疗急慢性咽炎，以及颈椎病、腰椎间盘突出症引起的肢体麻木、疼痛，止痛效果较好。

5. 附子

性味归经：辛、甘，大热，有毒；归心、肾、脾经。

体悟：附子临床上常用于阳虚、亡阳、寒痹证。因为其有毒，临床医生使用时顾虑较多，用量通常较小。实际上，附子运用得当，收效颇佳。临床上使用的熟附子，经过长时间的煎煮，其毒性已破坏大部分，却不影响其药性发挥。洪教授运用熟附子治疗各种阳虚所致病症，如胃炎、肠易激综合征、溃疡病、高血压、慢性肝炎、肾炎、神经官能症、颈椎病、月经不调、眩晕、脱发等，往往取得良好效果。

6. 厚朴

性味归经：苦、辛，温；归脾、胃、肺、大肠经。

体悟：厚朴常用于治疗食积气滞，腹胀便秘，或湿阻中焦所致的脘痞、吐泻，或痰壅气逆所致的胸满喘咳。洪教授常用该药治疗腹胀便秘、喘咳，也用于小儿食积，特别是支气管炎伴有胃肠功能紊乱，或是食管反流引起的咳嗽，效果较好。

7. 神曲

性味归经：甘、辛，温；归脾、胃经。

体悟：神曲常用于治疗饮食停滞，消化不良，脘腹胀满，食欲不振，呕吐泻痢。《本草纲目》认为神曲消食下气，除痰逆霍乱、泻痢胀满诸疾。洪教授常用该药治疗外感咳嗽，或者胃肠型感冒。因为咳嗽的发病与脾亦有关系。因肺为储痰之器，脾为生痰之源，神曲作为消食化积、健脾和胃之品，能有效减少胃肠积滞，从而减少痰的产生。

二、药对

全蝎、蜈蚣

性味归经：全蝎辛，平，有毒；归肝经。蜈蚣辛，温，有毒；归肝经。

体悟：全蝎、蜈蚣两药性味相近，功效基本相同。两药药性走窜，具有良好的通络止痛作用，配伍使用，常用于治疗各种疼痛，如痹证、颈椎病、腰椎间盘突出症、偏头痛、带状疱疹遗留神经痛等。

三、验方

1. 清热祛湿方

组成：藿香10g，黄连10g，厚朴10g，竹茹6g，半夏10g，生姜6g，红枣4个。

功效：清热祛湿和胃。

主治：用于湿热所致的急慢性胃炎、反流性食管炎、口臭等。

2. 补肾安神方

组成：熟附子（先煎）20g，龟甲（先煎）20g，砂仁（后下）15g，甘草 15g，茯苓 15g，枳实 10g，竹茹 6g，生姜 6g，红枣 4 个，浮小麦 30g，合欢皮 20g，远志 10g，首乌藤 30g，陈皮 6g。

功效：补肾化痰安神。

主治：用于肾阳虚兼胆郁痰扰，心神不宁的高血压、慢性胃炎、慢性结肠炎、肠易激综合征、颈椎病、神经官能症等。

3. 和胃止痛方

组成：三七 6g，延胡索 10g，柴胡 10g，党参 10g，半夏 10g，干姜 10g，红枣 4 个，甘草 6g，黄芩 10g，黄连 3g。

功效：活血化痰和胃。

主治：用于寒热不明显的胃炎、溃疡病引起的上腹部疼痛、嗳气、反酸、呃逆等。

4. 补肾通络方

组成：熟附子（先煎）20g，龟甲（先煎）20g，砂仁（后下）15g，甘草 15g，黄芪 12g，赤芍 10g，川芎 10g，当归尾 10g，地龙 10g。

功效：补肾益气通络。

主治：用于急性脑梗死，特别是合并高血压、糖尿病，表现为肾阳虚者。

5. 三和汤

组成：白芍 20g，白术 10g，防风 10g，党参 15g，茯苓 20g，甘草 6g，陈皮 6g，桔梗 10g，薏苡仁 15g，山药 20g，扁豆 20g，莲子 20g，芡实 20g，菟丝子 10g。

功效：疏肝健脾补肾。

主治：用于肠易激综合征、慢性结肠炎表现为肝郁脾虚兼有肾虚者。

6. 通络散

组成：独活 10g，桑寄生 10g，秦艽 10g，防风 10g，细辛 5g，川芎 10g，当归 10g，熟地黄 10g，赤芍 10g，桂枝 5g，茯苓 10g，杜仲 10g，牛膝 10g，党参 10g，僵蚕 10g，续断 10g，狗脊 10g，全蝎 6g，蜈蚣 1 条，蜂房 6g，地龙 10g，甘草 6g。

功效：祛风除湿通络。

主治：用于治疗腰椎间盘突出症、慢性腰肌劳损、强直性脊柱炎、腰椎骨质增生、增生性关节炎、风湿性关节炎属于寒湿者。

典型案例

一、血淋

梁某，男，7 岁。

主诉：反复尿潜血半年。

现病史：患儿半年前出现反复尿潜血，尿黄，无关节肿痛，无腹痛、腹泻，大便正常，舌淡红，苔白，脉细。曾有皮肤紫癜。

中医诊断：血淋（脾肾亏虚）。

西医诊断：紫癜性肾炎。

治则：健脾补肾，凉血止血。

处方：太子参 6g，白术 5g，茯苓 8g，甘草 3g，黄芪 6g，淫羊藿 3g，丹参 12g，牡丹皮 5g，白茅根 8g，旱莲草 8g，大蓟 8g，小蓟 8g，山楂 6g，山药 6g。每日 1 剂，水煎服。

二诊：患儿服药 3 剂后复诊，尿黄减轻，尿常规检查隐血（±），无其他不适，舌尖红，苔白，脉细。

处方：白术 3g，黄芪 8g，淫羊藿 3g，丹参 12g，牡丹皮

5g，白茅根 8g，旱莲草 8g，大蓟 8g，小蓟 8g，山楂 6g，山药 8g，甘草 3g。每日 1 剂，水煎服。

服药半个月，患儿反复尿常规检查均未见异常。

按：紫癜性肾炎可归属于中医学"血淋""腰痛""斑疹"等范畴。本病急性期可表现为实证、热证，病久不愈，转为慢性，可表现为虚证、寒证，临证首先要分清虚实、寒热。根据本病的不同表现，临床多将其分为以下几种证候类型：热盛迫血、阴虚火旺、气虚不摄及脾肾阳虚。本病主要与脾、肾关系密切。

血溢于脉外的主要原因在于火热迫血妄行和气虚不固，火又有实火和虚火的区别。根据本案患儿的症状、舌脉特点等可辨证为虚实夹杂，虚主要在于脾肾不足，实在于火热迫血，故选用黄芪、白术等健脾，山药、淫羊藿等补肾，大蓟、小蓟、旱莲草等清热凉血止血，标本兼治。

二、腰痛

袁某，女，39 岁。

主诉：腰痛 3 个月。

现病史：患者 3 个月前出现腰痛，伴右下肢麻木，易疲倦，无间歇性跛行，无小便异常，舌淡红，苔薄白，脉细。

中医诊断：腰痛（脾肾亏虚，络脉不通）。

西医诊断：腰椎间盘突出症。

治则：补肾益气，活血通络。

处方：黄芪 15g，当归 10g，杜仲 15g，牛膝 15g，续断 10g，鸡血藤 20g，全蝎 6g，蜈蚣 1 条，川芎 10g，土鳖虫 6g。每日 1 剂，水煎服。

上方服用 6 剂后复诊，患者自述腰痛及下肢麻木减轻明显，精神状态好转。

按：腰痛常见的病因是外邪侵袭、劳累外伤、肾精不足，主要在于肾，与肝、脾也有关，肾虚为本，外邪、外伤、劳累、瘀血等为标，两者又可以互为因果。本病的辨证要点一方面是辨外感、内伤，另一方面辨脏腑虚实，治疗要标本兼治。

腰为肾之府，腰痛的辨证主要从肾入手。脾为气血生化之源，且主肌肉，故不能忽视脾的重要性。本案患者根据症状、舌脉可辨证为脾肾亏虚，故临床用药以健脾补肾为主。另外，临床上腰痛患者常反复发作，日久见瘀，可选用虫类药以加强活血通络的功效。

三、痞满

郑某，女，73 岁。

主诉：腹胀 2 天。

现病史：患者 2 天前出现腹胀，伴恶心，肠鸣，口干，无呕吐，胃纳可，2 天未解大便，舌淡红，苔白，脉滑。

中医诊断：痞满（痰湿内阻）。

西医诊断：功能性消化不良。

治则：理气化湿，消痞和中。

处方：藿朴夏苓汤加减。

藿香 10g，厚朴 10g，半夏 10g，茯苓 30g，枳实 15g，竹茹 6g，生姜 6g，红枣 4 个。每日 1 剂，水煎服。

患者服上方 3 剂后，病痊愈。

按：痞满的辨证主要分清寒热、虚实，实证在于脾胃湿热、痰湿中阻及肝病犯胃，虚证在于脾胃虚弱、胃阴不足。脾是生痰之源，脾胃病容易导致痰湿的产生，痰湿这种病理产物反过来影响脾胃的运化功能。本案患者结合症状、舌脉可辨证为痰湿内阻，用藿朴夏苓汤加减治疗，获得良效。

四、咳嗽

吴某，女，30 岁。

主诉：反复咳嗽 3 月余。

现病史：患者 3 个月来反复咳嗽，有少量黏痰，咽干，咽痒，无气紧，无咳血，无胸痛，无发热，胃纳、睡眠欠佳，舌质红，少苔，脉细数。

中医诊断：咳嗽（风燥犯肺，肺阴亏虚）。

西医诊断：上呼吸道感染。

治则：疏风清肺，养阴利咽止咳。

处方：沙参15g，麦冬15g，玉竹15g，葛根20g，枇杷叶12g，木蝴蝶10g，贝母10g，桔梗10g，陈皮6g。3剂，每日1剂，水煎服。

二诊：患者服药3剂后，咳嗽、咽干明显减轻，仍有少量痰，咽部少许不适感。守上方2剂巩固治疗。

按：咳嗽主要分外感咳嗽和内伤咳嗽，外感风、寒、暑、湿、燥、火皆能致咳，内伤咳嗽主要由脾虚生痰、肝火犯肺、肾气虚衰所致。根据本案患者咳嗽时间长，有少量黏痰，咽干，咽痒，舌质红，少苔，属于外感风燥，病久伤及肺阴，导致肺阴虚，其病位主要在肺、咽部。方中沙参、麦冬、玉竹养阴生津润燥；葛根、木蝴蝶、贝母、桔梗利咽止咳；枇杷叶清肺疏风下气，兼润肺燥；陈皮理气。全方共奏疏风清肺、养阴利咽止咳之功。

五、感冒

姚某，男，1岁。

主诉：反复发热18天。

现病史：患儿18天来反复发热，昨晚体温38.8℃，少许咳嗽，吐奶，无鼻塞流涕，胃纳差，大便溏，舌尖红，苔白，脉浮数。

中医诊断：感冒（湿热型）。

西医诊断：上呼吸道感染。

治则：清热化湿解表。

处方：新加香薷饮加减。

金银花3g，连翘3g，香薷3g，厚朴3g，扁豆花3g，柴胡 3g，蝉蜕 1.5g，羚羊角（先煎）1g。

患儿服药 3 剂后热退，无其他不适症状。

按：感冒的主要病因是风邪，而在不同季节常兼夹其他当令之时气，相合致病，如冬季夹寒，春季夹热，夏季夹暑湿，秋季夹燥，梅雨季节夹湿邪。本案患者患病时节为春夏之交，故湿气较重；患儿发热 18 天，病程较长，也体现了湿性黏滞、缠绵难愈的特点；且患儿吐奶、大便溏，这些都是湿邪碍脾的表现。正邪相争，病邪入里化热，故可辨证为湿热之证，治疗上予新加香薷饮加减。新加香薷饮是在香薷散的基础上，加用金银花、连翘，并将扁豆易为扁豆花，因其药性偏凉，有祛暑解表、清热化湿之效。加用柴胡和羚羊角，以加强退热、凉血的作用。

六、不寐

肖某，女，30 岁。

主诉：失眠、心悸、易惊月余。

现病史：患者失眠、心悸、易惊 1 个多月，伴头晕，腰痛，尿多，乏力，胃纳可，睡眠欠佳，舌质淡红，苔白，脉沉。

中医诊断：不寐（虚阳上浮，胆胃不和，痰热内扰）。

西医诊断：睡眠障碍。

治则：引火归元，清胆和胃，养心安神。

处方：潜阳丹合温胆汤加减。

熟附子（先煎）20g，龟甲（先煎）20g，砂仁（后下）15g，甘草 15g，炙远志 10g，竹茹 10g，茯苓 15g，陈皮 6g，生姜 6g，红枣 4 个，浮小麦 30g，合欢皮 20g，首乌藤 30g，天麻 15g，枳实 10g。3 剂，每日 1 剂，水煎服。

患者述服 3 剂药后心悸、易惊减轻，睡眠较前好转，继续守上方治疗。服用 10 余剂后患者复诊，无心悸、易惊，无头晕，睡眠正常，腰痛、夜尿减少，胃纳较前好转，舌淡红苔薄白，脉沉。予潜阳丹巩固治疗。

按：本案患者主要症状为失眠、心悸、易惊、头晕，辨证首先应考虑属胆郁痰扰。温胆汤主治胆胃不和，痰热内扰证，症见心烦不寐，触事易惊，或夜多梦，眩悸呕恶，或癫痫，有理气化痰、清胆和胃安神之功效。本案患者同时伴有腰痛、尿多乏力之肾阳虚证，舌象、脉象全是阴证表现，病机当属阳虚。失眠、头晕乃虚阳上浮之象，用潜阳丹（龟甲、附子、砂仁、甘草）引火归元，加浮小麦、炙远志、合欢皮、首乌藤，以加强养心安神之功。

七、腹痛

吴某，男，3岁。

主诉：腹部胀痛10天。

现病史：患者出现腹部胀痛10天，以脐周明显，伴胸部胀闷，胃脘痞满，口腻不适，口中气秽，纳差，小便稍黄，大便不爽，睡眠差，舌淡红，苔白腻，脉弦。

中医诊断：腹痛（湿热壅滞）。

西医诊断：肠易激综合征。

治则：引火归元，清胆和胃，养心安神。

处方：三仁汤加减。

苦杏仁5g，豆蔻5g，厚朴5g，法半夏5g，薏苡仁8g，浮小麦15g，通草2g，淡竹叶5g，炒白术5g，滑石10g，藿香5g，神曲5g。每日1剂，水煎服。

服药3剂后，诸症大减，上方去通草、滑石继服3剂，病愈。

按：三仁汤出自吴鞠通《温病条辨》，功用宣畅气机，清利湿热，用于治疗湿温初起及暑温夹湿，邪在气分，湿重于热，症见头痛恶寒、身重疼痛、面色淡黄、胸闷不饥、午后身热、舌白不渴、脉弦细而濡等。

今人诸多疾病以痰湿（湿聚为痰）作祟者多见。湿为阴邪，湿性黏腻，熏蒸弥漫于上、中、下三焦，且最易阻滞气机；同时湿邪易"藏垢纳污，无所不受，其间错综变化，不可枚举"；并且湿可从阳化热，亦可从阴寒化，故由湿邪引发的疾病可外到四肢百骸，内到五脏六腑，涉及上、中、下三焦。因此，本病在治疗上应从基本病机入手，化湿祛痰而使三焦气机通畅。三仁汤通过宣上、畅中、渗下相结合，加以利湿清热之品，从而调理三焦，使气机通畅，达到治疗目的。再配伍炒白术以健脾燥湿，治土湿；浮小麦安神除烦；藿香和胃化湿；神曲健脾和胃安神，故取得良效。

庄日喜

临证求因，遣方效佳

医家简介

　　庄日喜，男，1956年出生，广东省湛江市东海岛人；教授，主任医师，第二届湛江市名中医，第四届广东省名中医。庄日喜教授毕业于广州中医药大学中医医疗系，现在广东医科大学附属医院中医科工作；曾任广东医科大学中医学教研室主任、中医药研究室主任、附属医院中医科副主任；广东省医师协会消化科医师工作委员会委员，广东省中医药学会中医心理学专业委员会委员，湛江市中医药学会第五届理事会理事。

　　庄日喜教授擅长治疗胃肠、呼吸、内分泌、心脑血管等内科疾病，并对眼科、妇科疾病也有较好的疗效。

　　庄日喜教授荣获湛江市科委科技进步奖一、二、三等奖各1项；获得国际中医药学术会议优秀论文奖3篇，发表学术论文25篇；主编《内分泌疾病中西医结合诊治》一书，共100万字，2004年由人民卫生出版社出版。

临床特色

　　庄日喜教授从事中医临床工作40多年，逐步形成了以中医辨证论治为基础，辨证与辨病相结合的学术思想。其对内科常见病、多发病，始终坚持辨证为主、辨病为辅的诊治原则，多方位提高临床疗效。庄教授临证用药牢记经方，但不拘泥于经方，常用金麦四逆散治疗慢性胃炎、消化性溃疡，温胆汤治疗胃食管反流症；麻杏甘石汤治疗呼吸道疾病；养心安神汤治疗内分泌失调疾病；补阳还五汤治疗心脑血管疾病；杞菊地黄汤治疗眼科疾病；痛泻要方治疗肠易激综合征等，均取得较好的疗效。

方药体悟

一、单味药

1. 竹茹

性味归经：甘，微寒；归肺、胃、心、胆经。

体悟：竹茹善于清肺胃之痰热，配伍瓜蒌、桑白皮等可以增强清肺化痰之功。

2. 枳实

性味归经：苦、辛、酸，微寒；归脾、胃经。

体悟：枳实药力峻猛，破气、导滞多用，是破气消痞的要药。该药善于行气化痰以通痞塞，与桂枝、瓜蒌配伍，可用于痰阻胸痹；与半夏、瓜蒌配伍，可治疗痰热结胸。

注意：脾胃虚弱及孕妇慎用半夏。

3. 半夏

性味归经：辛，温，有毒；归脾、胃、肺经。

体悟：半夏善入脾胃而燥脾湿，是治疗湿痰、寒痰的要药，特别善于治疗脏腑湿痰。其与茯苓配伍，可以增强燥湿化痰的力度；配伍干姜、细辛，可以温肺化痰；配伍天麻、白术，可以化痰息风。

注意：半夏反乌头。阴虚燥咳、血证、热痰、燥痰者应慎用半夏。半夏剂量过大（30～90g）或生服0.1～2.4g，可引起中毒。

4. 茯苓

性味归经：甘、淡，平；归心、脾、肾经。

体悟：茯苓是利水渗湿的要药，扶正祛邪，利水不伤肾，善于治疗各种水肿。

5. 葛根

性味归经：甘、辛，凉；归肺、胃经。

体悟：葛根甘、辛，性凉，轻扬升散，能发散表邪，是治疗表证发热无汗、头痛、项强的主药。

6. 陈皮

性味归经：苦、辛，温；归肺、脾经。

体悟：陈皮性温而不峻，行气力较缓，主理脾肺之气，长于理气健脾，可用于脾胃气滞证、痰湿壅滞证。

二、验方

1. 疏肝理气汤

组成：柴胡 6g，枳壳 12g，白芍 15g，炙甘草 6g，郁金 10g，佛手 10g，炒麦芽 15g，陈皮 6g，凌霄花 10g，春砂仁 6g。

功效：疏肝，理气，健脾。

主治：用于胃痛肝气犯胃证。

2. 安神汤

组成：合欢花 15g，素馨花 10g，玫瑰花 15g，茯苓 30g，百合 15g，酸枣仁 30g，柏子仁 15g，浮小麦 20g，首乌藤 30g，佛手 10g，炙甘草 6g，大枣 15g。

功效：养心，疏肝，健脾。

主治：用于不寐之心脾不交，肾精不足证。

3. 竹枳和胃汤

组成：竹茹 10g，枳壳 12g，茯苓 15g，炙甘草 6g，陈皮 6g，法半夏 10g，佛手 10g，炒麦芽 15g，厚朴 10g，藿香 10g，佩兰 10g，春砂仁 6g。

功效：化痰降浊和胃。

主治：用于胃痛之湿邪困脾证。

4. 止咳方

组成：桑叶 10g，杏仁 10g，甘草 6g，百部 10g，射干

10g，岗梅 15g，防风 10g，蝉蜕 6g，沙参 15g，炙紫菀 10g，炙款冬花 10g，鱼腥草 12g。

功效：疏风，止痒，止咳，化痰。

主治：用于风邪犯肺引起的咳嗽。

典型案例

一、泄泻

叶某，女，30 岁。

主诉：恶心呕吐、腹泻伴发热寒战 4 天。

现病史：患者 4 天前出现恶心呕吐、腹泻伴发热寒战，发病 1 天后到本院内科诊治，查血常规示白细胞 $10.7×10^9/L$，中性粒细胞 85%，淋巴细胞 15%，诊断为急性胃肠炎，给予抗炎及对症治疗，患者仍恶心呕吐，腹泻黄色稀水样便，每日 1～3 次，伴发热、寒战，体温 39℃，口苦，咽干，纳呆。今日再就诊于内科，除考虑急性胃肠炎外，还怀疑疟疾、败血症等，准备收入院，患者不同意即转中医门诊试用中药治疗。现症见神疲，面色稍苍白，语声稍低微，四肢冷，舌质暗红，苔白厚干，脉弦稍数。

中医诊断：泄泻（脾阳气虚）。

西医诊断：急性胃肠炎。

治则：和解少阳，兼清热毒。

处方：小柴胡汤加味。

柴胡 12g，法半夏 12g，黄芩 12g，党参 12g，蒲公英 15g，金银花 15g，防风 12g，连翘 15g，陈皮 6g，蝉蜕 6g，炙甘草 6g，板蓝根 15g，茯苓 18g，生姜 3 片，大枣 6 枚。2 剂，每日 1 剂，水煎服。

二诊：药进 2 剂，恶心呕吐、腹泻明显减少，体温下降至

37.5℃。守方续进2剂。

三诊：服药后，诸症消失，当以轻剂善后。

处方：柴胡6g，炙甘草6g，法半夏10g，藿香10g，党参15g，茯苓15g，神曲15g，麦芽15g，谷芽15g，薏苡仁15g，山药15g，麦冬15g。2剂，每日1剂，水煎服。

1周后随访，患者已康复上班。

按：本案西医诊断为急性胃肠炎，患者以呕吐、腹泻、发热寒战、口苦、咽干、纳呆为主症。《伤寒论》曰："伤寒五六日，中风，往来寒热，胸胁苦满，嘿嘿不欲饮食，心烦喜呕，或胸中烦而不呕……小柴胡汤主之。"又曰："呕而发热者，小柴胡汤主之。"可见恶心、呕吐、发热、纳呆者，应以小柴胡汤治疗。《伤寒论》虽然也有"伤寒发热，汗出不解，心中痞硬，呕吐而下利者，大柴胡汤主之"的论述，但本例下利发热不是潮热，且无谵语、腹胀满痛等热结旁流之证，下利乃少阳邪热内迫阳明所致，故遵循《伤寒论》"伤寒中风，有柴胡证，但见一证便是，不必悉具"之教导，从少阳论治，运用小柴胡汤和解少阳，加蒲公英、金银花、连翘等清热泻火解毒。呕吐平、腹泻止、发热退后，用轻剂小柴胡汤和解少阳，重以健脾化湿之品调理脾胃，使脾胃健运，气血生化有源，则"四季脾旺不受邪"。

二、白涩症

陈某，男，15岁。

主诉：眼睛畏光发痒、干涩微痛1年余。

现病史：患者1年多来出现眼睛畏光发痒，干涩微痛，曾在当地医院及个人诊所服用祛风止痒类中药数十剂，症状无改善。半个月前到我院眼科门诊，诊断为慢性结膜炎，内服及外用西药2周，病情仍无变化。由于不能坚持正常上学，被迫停学就医。来诊时患者自述眼睛发痒难忍，干涩畏光，大便微结，尿微黄，舌边微红，苔少，脉弦细稍数。

中医诊断：白涩症（肝肾不足，虚火上炎，血热生风）。

西医诊断：慢性结膜炎。

治则：滋阴降火，凉血祛风。

处方：杞菊地黄汤加减。

枸杞子15g，菊花6g，生地黄10g，牡丹皮10g，山药15g，茯苓10g，泽泻10g，白芍6g，玄参6g，紫草10g，旱莲草10g，僵蚕6g，山茱萸10g，蝉蜕10g。每日1剂，水煎服。

服上方6剂后，症状明显减轻，后守方连服20多剂，诸症消失。3个多月后随访其家人，患者症状未见复发，已复学数周。

按：慢性结膜炎是眼科较常见的疾病，多以眼睛干涩微痛为主。但本案患者眼睛发痒难以忍受，不能坚持上学而被迫停学就医，也较少见。患者虽服祛风止痒之类中药治疗，但前医忽视了患者阴虚之根本，且用祛风之药均为辛温劫阴之品，故不能奏效。根据患者眼睛发痒、干涩畏光、便结尿黄、舌边红、苔少、脉弦细数等阴虚、血热生风之特点，所选之方药正是以杞菊地黄汤加白芍滋补肝肾，玄参、紫草、旱莲草、僵蚕、蝉蜕滋阴凉血祛风止痒。本案辨证、用药准确，切中病机，效如桴鼓。

三、眩晕

［案1］梁某，男，65岁。

主诉：反复头晕，伴双下肢无力4年。

现病史：患者4年前开始出现反复头晕，伴双下肢无力，多次在外院治疗，诊断为脑萎缩、脑动脉硬化症，因治疗效果欠佳而入住我科。来诊时见面色无华，舌质淡白，脉细弱。查血红蛋白65g/L。

中医诊断：眩晕（气虚血瘀）。

西医诊断：脑萎缩；脑动脉硬化症。

治则：补气养血，活血通络。

处方：补阳还五汤加味。

黄芪 50g，当归身 10g，川芎 7g，白芍 15g，地龙 10g，红花 5g，鸡血藤 30g，桃仁 10g，丹参 10g，山楂 20g，山药 20g，威灵仙 10g，高丽参（焗服）4g。每日 1 剂，水煎服。

以上方连续治疗 47 天，头晕基本消失，双下肢有力，能下地走路，血红蛋白升高至 95g/L，日常生活能基本自理而出院。

按：脑萎缩、脑动脉硬化症，中医无此病名。根据患者临床表现以头晕、双下肢无力为主，当属中医学"眩晕""痿证"范畴。中医学认为，眩晕多属风、痰、虚，痿证多属肺热叶焦。本案患者既无痰，又无热，从气虚血瘀论治，临床或验。患者年事已高，头晕、下肢无力而见舌质淡白，脉细弱，面色无华，当属气虚无疑。脑萎缩、脑动脉硬化症，一方面可使脑组织缺血或供血不足，另一方面由于缺血或供血不足，使血流停滞。因此，本案患者存在血瘀。方中黄芪、高丽参配合当归、川芎、白芍、鸡血藤，旨在益气生血，上养于脑；瘀血不去，血不上荣，又使脑失所养，故用桃仁、红花、丹参化脑中瘀血，流通血脉；山楂化瘀消滞；山药健脾养阴补气；地龙通经活络；威灵仙疏通十二经脉，使气血流通，经脉得养。纵观此案，辨证精确，治法灵活，终使病情明显好转。

［案 2］陈某，男，66 岁。

主诉：反复头晕 6 年，眼前黑点游动 1 周。

现病史：患者因反复头晕 6 年，眼前黑点游动 1 周入住本院治疗。入院后诊断为脑动脉硬化症、玻璃体混浊，用西药治疗 2 周，诸症未见明显改善，而请中医会诊。现症见头晕眼花，双眼前数粒黑点游动，腰膝酸软，脉弦细。

中医诊断：眩晕（肝肾不足）。

西医诊断：脑动脉硬化症；玻璃体混浊。

治则：滋补肝肾，祛翳明目，活血疏肝。

处方：杞菊地黄汤加减。

熟地黄 20g，菊花 15g，女贞子 20g，山药 15g，山茱萸 15g，牡丹皮 12g，炒酸枣仁 20g，菟丝子 10g，草决明 10g，泽泻 15g，茯苓 12g，枸杞子 12g，黄精 15g，葛根 15g，丹参 15g，赤芍 10g，蝉蜕 10g。每日 1 剂，水煎服。

上方连服 70 多剂，诸症基本消失而出院。

按：脑动脉硬化症、玻璃体混浊，属中医学"眩晕""云雾移睛"之范畴。眩晕乃风、痰、虚所致；云雾移睛则多为气血不足，肝肾亏损，或肝郁以致气滞血瘀，或痰湿内停而成。依据本案患者所现诸症，乃属肝肾不足。"诸风掉眩，皆属于肝"。肝主藏血，开窍于目。肾主藏精、生髓，通于脑。肝肾同源，精血相生，精血充足，则脑目得养，病安何来？念患者年近古稀，肝肾已虚，精血不足，脑失所养，目失所充，故见头晕眼花、眼前黑点运动、腰膝酸软等症。因此，本案从肝肾不足论治，运用杞菊地黄汤加女贞子、菟丝子、黄精、蝉蜕滋补肝肾，祛翳明目；加丹参、赤芍、草决明活血疏肝。本案组方既注意活血化瘀而改善脑血管之循环障碍，更主要的在于滋补肝肾而益髓健脑。本案虽然是脑、目两疾，但病机一致，肝肾同治，疗效皆佳。

四、胃痛

吴某，男，19 岁。

主诉：反复胃脘胀痛 2 年，加重 1 周。

现病史：患者 2 年前由于饮食不节而出现胃脘胀痛，经胃镜检查诊断为慢性胃炎（糜烂出血型）、十二指肠球部溃疡，查 Hp（＋），先后在多家医院门诊服西药治疗，病情未见明显改善。近 1 周来由于情志不畅，胃脘胀痛加重，痛连胁肋，嗳气吞酸，口苦纳差，大便不爽，舌淡红，苔白微厚，脉弦滑。

中医诊断：胃痛（肝胃不和）。

西医诊断：慢性胃炎；十二指肠球部溃疡。

治则：疏肝和胃。

处方：四逆散加味。

炙甘草 6g，枳壳 15g，白芍 15g，春砂仁 6g，柴胡 6g，郁金 10g，麦芽 15g，厚朴 10g，葛根 10g，蒲公英 10g。每日1 剂，水煎服。

上方连服 40 多剂，诸症消失。复查胃镜示原有病灶消失；查 Hp（-）。

按：中医学认为，胃痛多为饮食不节，或情志不畅，或劳倦过度等原因所致。由于食滞或肝气郁结损伤胃气，使胃的气机通降失调，不通则痛；而肝主疏泄，是调畅气机的主要脏器，故治疗中抓住"疏肝理气""通则不痛"这一原则，用药以通为顺，以降为和。"通不破气，降不损胃"正是四逆散的组方特点。本案处方是在四逆散的基础上加郁金、麦芽等药组成。虽然四逆散是张仲景为少阴病而设，但汪苓说："（该方）是云治少阴，实阳明药也。"四逆散由柴胡、枳实、白芍、炙甘草四味药组成。柴胡主升，疏肝解郁而透达阳气，疏理土中滞气。《本草经百种录》曰："柴胡，肠胃之药也。观《经》中所言治效，皆主肠胃，以其气味轻清，能于顽土中疏滞气，故其动如此。"《医宗金鉴》说："故君柴胡以疏肝之阳，臣芍药以泻肝之阴，佐甘草以缓肝之气，使枳实以破肝之逆。"可见此方旨在肝胃同调，气血同治，升清降浊，调畅气机。本案在四逆散的基础上，以枳壳易枳实，使之行气而不伤正；再加郁金、麦芽疏肝和胃；厚朴、春砂仁降气和胃；葛根解肌和胃；蒲公英清热解毒。据报道，蒲公英既有清除胃黏膜炎症的作用，又有抑制幽门螺旋杆菌（Hp）之功效，对于 Hp 阳性之胃炎，加用蒲公英效果更佳。因此，本案组方严谨，用药精炼，"通不伤正，降中有升，刚柔相济，中正平和"，具有疏肝解郁、行气导滞、调肝护胃、缓急止痛、消炎杀菌的作用。

吴洪

内外兼施，阴阳平衡

医家简介

吴洪，男，1961年出生，籍贯广东开平；教授，主任中医师，硕士研究生导师，湛江市名中医；现任湛江市第一中医医院副院长、党委委员，湛江市中医药学会副会长兼秘书长，广东省中医药学会骨伤、心理、亚健康等专业委员会常务委员，广东省中医药文化科普专家，广东省医疗事故技术鉴定专家库成员；多次任全国执业医师资格考试中医类别临床实践技能考试湛江考区总考官；2003年8月被湛江市人民政府授予"抗击非典先进个人"，2008年1月被广东省中医药局授予"中医中药中国行大型科普宣传先进工作者"，多年被市卫生局机关党委授予"优秀党员"称号，被市科协、省中医药学会授予"学会先进工作者"。

吴洪教授主编《中医特色疗法简编》及《生命的每一天——简明中医知识》两部著作，发表学术论文6篇。

临床特色

吴洪教授从事中医临床工作近40年，主攻骨科痛症的诊治，不仅对骨科常见病、多发病，而且对骨科疑难疾病，如复杂骨折脱位、软组织损伤、骨病、腰腿痛等可熟练应用中医传统方法辨证施治，或手法整复、夹板固定，亦能进行手术治疗。吴洪教授在医院首创小针刀疗法专科，对骨伤科顽固性疼痛有颇佳疗效，尤其对颈肩腰腿痛及膝关节骨性关节炎的诊治有独特见解和精湛的临床技术，治疗慢性软组织损伤效果极佳。

吴洪教授认为，中医学是一门高层次的自然哲学，应深刻理解三句话：凡事皆有可能；凡事必有规律；凡事总有大爱。所以，中医师应是全科医生，对人体应有一个综合考虑。人体这个小宇宙与体外社会这个中宇宙，乃至无穷无尽的大宇宙一脉相承，相互关联；而人与人之间亦会有千差万别，不能一概而论。因此，吴洪教授在秉承天人合一理论的基础上，在病因上重视精、气、神，在病机上重视阴阳失衡，在诊断上重视唯象学说，在功效上重视治未病，在处方上重视五行生化规律，强调利用各种治疗方法或手段发挥人体潜能，达到阴阳平衡。

方药体悟

一、单味药

1. 红花

性味归经：辛，温；归心、肝经。

体悟：红花善于祛瘀止痛，是治疗癥瘕积聚、跌打损伤、心腹瘀阻疼痛的常用药物，常与桃仁相须为用。

注意：孕妇及月经过多者忌用本品。

2. 桃仁

性味归经：苦、甘，平；归心、肝、大肠经。

体悟：桃仁可用于癥瘕痞块、跌仆损伤，祛瘀能力强于红花，常与红花相须为用。

注意：孕妇及便溏者慎用本品。

3. 骨碎补

性味归经：苦，温；归肝、肾经。

体悟：骨碎补用于跌打损伤、筋伤骨折、瘀肿疼痛，是伤科常用药物，尤其用于骨折伤筋之证，内服、外用皆可，也可以单味药泡酒内服加外敷，或配伍自然铜、没药、龟甲等外用，即骨碎补散。

注意：阴虚内热及无瘀滞者慎用。

4. 鸡血藤

性味归经：苦、甘，温；归肝、肾经。

体悟：鸡血藤苦泄温通甘补，入肝经血分，能祛瘀血、生新血，有活血补血、舒筋通络的功效，是治疗血瘀或兼有血虚的常用药。鸡血藤治疗风湿痹痛、肢体麻木，常与牛膝、杜仲等补肝肾、强筋骨药物配伍；治疗中风后肢体瘫痪，常与黄芪、地龙、红花等配伍，以补气活血通络。鸡血藤大剂量可用到30g，发挥"以络通络"的作用。

5. 桂枝

性味归经：辛、甘，温；归肺、心、膀胱经。

体悟：解肌与解表虽然只是一字之差，但却说明了桂枝入卫分、走肌肉、温腠理的功效。桂枝温通血脉，对寒邪痹阻血脉诸症皆可选用。桂枝辛温走窜，通经脉，可助阳气运化全身水液。

6. 川芎

性味归经：辛，温；归肝、胆、心包经。

体悟：川芎上行头目，中开郁结，下调经血。川芎芳香走窜，气味浑厚，行气行血之力均较强，但不宜用量过大，以3～6g为宜。川芎止痛作用有二：一为祛头风，用于风寒束表，以头痛为主者；二为活血止痛，对瘀血疼痛者效果佳。

7. 天麻

性味归经：甘，平；归肝经。

体悟：天麻性味平和，善息肝风，诸肝风头痛、眩晕均可选用。本品药性纯粹，单用即可对肝风诸证起到很好的疗效，但需注意对药物敏感的特禀体质。

二、验方

1. 白芍木瓜汤

组成：白芍15g，木瓜15g，狗脊10g，丹参15g，益母草 10g，鸡血藤 12g，杜仲 15g，地龙 10g，川芎 10g，威灵仙 10g，黄精 15g。

功效：益气血，补肝肾，通经络，止疼痛。

主治：一切慢性骨关节疼痛。

2. 除湿止痛方

组成：苍术 15g，黄柏 15g，薏苡仁 20g，川牛膝 10g，土茯苓 30g，玉米须 10g，牡丹皮 10g，僵蚕 10g，泽泻 10g，乌药 10g。

功效：散寒止痛，利水渗湿。

主治：湿（热）痹、痛风等。

3. 外洗通络方

组成：鸡血藤 20g，宽筋藤 20g，忍冬藤 20g，络石藤 20g，石楠藤 20g，丝瓜络 15g，五加皮 15g，路路通 20g，松节 20g，大黄 20g。

功效：补气，活血，通络。

主治：外洗治疗一切关节疼痛、屈伸不利。

典型案例

一、痹证

张某，男，48 岁。

主诉：外伤后右膝关节屈伸障碍 7 个月。

现病史：患者 7 个月前外伤后出现右膝关节屈伸障碍。外伤时 X 线摄片：右膝关节未见骨折征。自用中药内服、外敷，效果不佳而来就诊。现右膝关节稍肿，广泛性压痛，主动活动 0°～30°，需扶拐行走，舌质淡，苔薄白，脉沉涩。

中医诊断：痹证（肝肾亏虚夹瘀）。

西医诊断：创伤性右膝关节炎。

治则：补气，活血，通络。

处方：补阳还五汤加减。

赤芍 15g，川芎 10g，当归尾 10g，地龙 10g，三七 5g，炙黄芪 50g，桃仁 10g，红花 5g。3 剂，每日 1 剂，水煎服。

二诊：右膝肿痛基本消减，精神较好，但信心不增。再予白芍木瓜汤内服，外洗通络汤熏洗，并嘱患者外洗时注意屈伸右膝，每天至少增加 10°～ 20°。

白芍木瓜汤：白芍 15g，木瓜 15g，狗脊 10g，丹参 15g，益母草 10g，鸡血藤 12g，杜仲 15g，地龙 10g，川芎 10g，威灵仙 10g，黄精 15g。

外洗通络方：鸡血藤 20g，宽筋藤 20g，忍冬藤 20g，络石藤 20g，石楠藤 20g，丝瓜络 15g，五加皮 15g，路路通 20g，松节 20g，大黄 20g。

三诊：患者 1 周后就诊，可弃拐行走。继续用前法治疗 1 周。

1 周后，患者行走自如，右膝没有不适感。

按：本案患者主要是心理压力较大，就诊前认为外伤后右膝已废，因过分担心，不肯锻炼康复，故病情延误大半年。接诊后，首先给予患者心理安慰，并做一定的疗效承诺，取得患者信任，提高患者的主观能动性，再辅以中药辨证施治，故疗效十分明显。

二、腰痛

纪某，女，50 岁。

主诉：左腰腿痛 2 年。

现病史：患者左腰腿痛 2 年，时作时止，时轻时重，经治未愈。患者平素神疲乏力，纳差失眠，舌淡胖，苔薄白，脉弦细。查体：腰肌紧张，腰生理弧度消失，L4 ～ L5 左侧深在压痛并向左下肢外后侧放射至小腿，直腿抬高试验阴性。腰部 CT：L4 ～ L5 椎间盘轻度突出。患者已停经 1 年。

中医诊断：腰痛（肝脾两虚）。

西医诊断：腰椎间盘突出症。

治则：培补肝肾，舒筋通络。

处方：白芍木瓜汤加味。

白芍 15g，木瓜 15g，狗脊 10g，丹参 15g，益母草 10g，茯苓 15g，杜仲 15g，地龙 10g，川芎 10g，威灵仙 10g，黄精 15g，当归 10g，柴胡 10g，郁金 10g，鸡血藤 12g。每日 1 剂，水煎服。

同时指导患者生活规律：晚 8 点中药泡足 30 分钟，10 点上床休息；早 6 点半起床，快步走 30 分钟。每天做腰背伸功能锻炼 3 次。

1 周后患者精神大振，腰痛减轻，上方稍做调整，维持泡足及腰背部锻炼。2 周后，患者基本没有不适症状，行走活动自如。

按：本案患者确有腰椎间盘突出症的表现，但伴有更年期综合征。而患者认为是先有腰痛再停经，必医腰腿痛。为安慰患者，医者采取综合处理，指引其合理饮食及生活作息规律。考虑到患者为肝木克脾土，致肝脾不和，而诸症内生，予内服中药疏肝解郁、柔肝健脾，外加中药泡足，以引气归元，再配合功能锻炼，助腰肌复原，椎间盘回纳。本案充分调动了患者的主观能动性，七情调和，气血顺畅，阴阳平衡，故 3 周病愈功成。

詹锐文

善用经典，精准辨证

医家简介

詹锐文，男，1950 年出生于广东省湛江市遂溪县；教授，主任医师，湛江市名中医；曾任湛江市第一中医院糖尿病研究所所长、内二科主任，湛江市中西医结合学会常务理事，湛江市医学会内分泌学分会委员会委员，湛江市中医药学会理事会理事。

詹锐文教授从医 50 载，师从湛江市名老中医管铭生、邓鉴清先生及高州名老中医李立万先生；主攻四大经典，尤其深研《伤寒论》《金匮要略》，熟读《医学实在易》，旁及《景岳全书》及金元四大家著作，积累了丰富的临床经验。其擅长治疗内科疾病和疑难杂症，善用中西医结合方法及时解决技术难题或诊治中的疑难问题，尤其对糖尿病的治疗更有独到的见解，对高血压病、胃肠病、心脑血管病及咳嗽等也有较好的临床疗效。

主要著作：在省级以上杂志发表论文 40 多篇，著有《中医病理》（1988）、《糖尿病研治新论》（1997）、《病症治疗验方》（1999）学术著作。

临床特色

詹锐文教授最为推崇张仲景的《伤寒论》《金匮要略》及陈念祖的《医学实在易》、张景岳的《景岳全书》，认为观今宜鉴古，无古不成今，今天的高尚医德和精湛的医术，正是在继承前人学术成果的基础上发展起来的。詹锐文教授勤求古训，博采众长，主张多读书，熟背书，强记忆，书熟是为了明理，明理才能认识清楚，更是为了临床诊断和治疗取得确切疗效。

　　詹锐文教授认为，中医的优势在于辨证，所谓验方也是相对的，是对特定的人群而设，强调辨证一定要精准，才能正确施法立方，才能收到良效；疗效不佳或无效时，则说明辨证不准确，应马上调整方案，重新评估度量，确立新的辨证施治，才能收到确切疗效；仍无效者，应请他医诊治，以免耽误患者病情。

　　对于治病，对未病或亚健康状态者，詹锐文教授主张预防为主，防微杜渐，救其萌芽，防止疾病的发生。对于患病者，主张及时、尽早截断主要病理环节，打断病理恶性循环，防止加重与深入发展；要针对主要环节，出手要快，治疗要准，杜绝疾病蔓延或传变。对于疑难重病，詹锐文教授主张多种方法、多种途径、多层次合力攻克。对于病后者，詹锐文教授主张调养，保存正气，提高免疫力，增强体质，防止病情复发。对于情志之疾，要及时解决患者之所忧，想其之所虑，谨守病机，各司其属，帮助患者尽早从疾病中解脱出来。

　　对疾病总的治疗，詹锐文教授主张中西医结合，让中医插上科学的翅膀，让中医与西医在结合中扬长补短。

方药体悟

一、单味药

1. 黄芪

性味归经：甘，微温；归肺、脾经。

体悟：现代药理研究表明，黄芪有降血糖、降血压、抗菌、消除实验性肾炎蛋白尿、扩血管、提高机体免疫功能等作用，对心肌有保护作用。黄芪具有明显的强心功效，对正常心脏亦有加强收缩的作用，对因中毒或疲劳的心脏强心作用更为显著，并可使冠状血管和全身末梢血管扩张，改善皮肤血液循环及营养状况。此外，黄芪还能保护肝细胞，防止肝糖原减少，促进肝细胞再生，有降血糖功效。

黄芪用于消渴病，可进行如下随证加减：消渴病气阴虚，配葛根、麦冬、五味子、玄参、天花粉、太子参、山茱萸、山药等。消渴病身体虚弱，配党参、枸杞子、黄精、山茱萸、淫羊藿、山药、熟地黄、当归、甘草等。消渴病蛋白尿，配沙苑子、金樱子、菟丝子、五味子、莲子、女贞子、淫羊藿、枸杞子等。消渴病痹痛，配桂枝、麻黄、白芍、当归、鸡血藤、牛膝、淫羊藿、蜈蚣、全蝎等。消渴肾病水肿，配防己、薏苡仁、泽泻、桂枝、茯苓、牛膝、淫羊藿、木瓜、白术、赤小豆等。消渴病足病，配金银花、蒲公英、牛膝、当归、天仙子、血竭、黄连、蜈蚣、红花等。消渴病自汗，配党参、防风、白术、山茱萸、酸枣仁、五味子、麻黄根、煅龙骨、煅牡蛎等。

注意：热毒亢盛者忌用本品。

2. 黄连

性味归经：苦，寒；归心、肝、胃、大肠经。

体悟：现代药理研究表明，黄连有抗菌、抗病毒、抗真菌、抗原虫、降血糖的功效。黄连的根茎含有多种生物碱，主要成分为小檗碱（即黄连素），其抗菌力强，抗菌效果明显，并能增强人体免疫功能。黄连有降低血糖的作用，其降糖机制是抑制肝糖原异生或促进外周组织的葡萄糖酵解。黄连有抗升糖激素的作用，能促进胰岛B细胞再生及功能恢复，对防止糖尿病并发症很有意义。小檗碱还有抗血小板聚集作用，有利于改善糖尿病患者的凝血异常。本药同时有降压、降血脂及抗感染作用，也可用于癌症的辅助治疗。

黄连用于消渴病，可进行如下随证加减：消渴病燥热型，配石膏、知母、玄参、葛根、麦冬、天花粉、虎杖、地骨皮、生地黄等。消渴病足病，配金银花、蒲公英、黄柏、虎杖、冰片、血竭、天仙子、乳香等外用；配黄芪、金银花、蒲公英、黄柏、虎杖、延胡索、蜈蚣、红花、当归、白芷等内服。糖尿病酮症酸中毒，配黄芩、黄柏、黄芪、玄参、天花粉、金银花、虎杖、生地黄、法半夏、竹茹等。消渴病并发顽固性口疮，配黄柏、知母、玄参、生地黄、金银花、蒲公英、麦冬、天花粉、石斛等。

注意：虚寒体质者禁用本品。

3. 淫羊藿

性味归经：辛、甘，温；归肝、肾经。

体悟：现代药理研究表明，淫羊藿有抗衰老、抗心绞痛、降血糖、镇静、抗炎的作用。本药还能降低血压及抑制血小板聚集，有兴奋性功能、止咳平喘作用，还能明显促进软骨生长。

淫羊藿用于消渴病，可进行如下随证加减：消渴病阴阳两虚型，配黄芪、制附子、枸杞子、补骨脂、山茱萸、五味子、生地黄、玄参、葛根等。消渴病痹痛，配桑寄生、当归、蜈蚣、黄芪、桂枝、白芍、牛膝、木瓜、鸡血藤等。消渴病阳痿，配菟丝子、当归、蜈蚣、巴戟天、锁阳、阳起石、肉苁蓉、韭菜子、枸杞子、补骨脂、山茱萸等。消渴肾病脾肾阳虚水肿，配黄芪、桂枝、白术、茯苓、猪苓、益母草、菟丝子等。消渴病胸痹，配丹参、瓜蒌皮、薤白、檀香、川芎、三七、黄芪、桂枝等。消渴病高血压，配牛膝、杜仲、黄芪、钩藤、丹参、泽泻等。

注意：阴虚火旺出现五心烦热、有梦遗精、性欲亢进者忌用本品。

4. 虎杖

性味归经：苦，寒；归肝、胆、肺经。

体悟：现代药理研究表明，虎杖有降血糖、降胆固醇、降甘油三酯的作用。虎杖还有降糖作用，糖尿病热象明显者可选虎杖为君药。《药性论》称其"治大热烦躁止渴"。

虎杖用于消渴病，可进行如下随证加减：消渴病湿热型，配知母、玄参、葛根、天花粉、地骨皮、生地黄、苍术、薏苡仁等。消渴病泌尿系感染，配苍术、薏苡仁、黄柏、白花蛇舌草、瞿麦、白茅根、金银花、滑石等。消渴病并发黄疸，配茵陈蒿、栀子、柴胡、溪黄草、丹参、金钱草、郁金、车前子等。消渴病阴痒，配苦参、黄柏、白鲜皮、地肤子、百部、金银花、大黄，煎水取液坐浴15分钟，每日2次。消渴病痹痛，配桑枝、木瓜、当归、鸡血藤、威灵仙、徐长卿、牛膝、秦艽等。消渴病胆石症，配金钱草、法半夏、柴胡、栀子、枳实、郁金、木香、鸡内金、大黄等。

注意：孕妇忌用本品。

5. 地骨皮

性味归经：甘、寒；归肝、肺、肾经。

体悟：现代药理研究表明，地骨皮有解热、降压、抗菌、抗结核、降血糖的作用。地骨皮含有不饱和脂肪酸和必需脂肪酸、亚油酸、亚麻酸等，能抑制中性脂肪在肝脏的合成，促进中性脂肪移向血流，因而保证肝脏维持正常血糖的生理功能，达到降低血糖、控制病情之目的。

地骨皮用于消渴病，可进行如下随证加减：消渴病湿热型，配虎杖、苍术、薏苡仁、葛根、玄参、藿香、黄连、玄参、桑叶、佩兰等。消渴病肺热咳喘，配桑白皮、鱼腥草、虎杖、薏苡仁、黄芩、玄参、杏仁、瓜蒌仁、重楼等。消渴病伴劳热，配知母、鳖甲、白薇、虎杖、桑叶、川贝母、十大功劳、秦艽等。消渴病热秘，配玄参、虎杖、紫菀、枳实、玉竹、大黄、槟榔、火麻仁等。消渴病虚火牙痛，配牛膝、知母、麦冬、生地黄、骨碎补等。消渴病鼻衄，配白及、云南白药。

注意：体质虚寒者禁用本品。

6. 葛根

性味归经：甘、辛，凉；归肺、脾、胃经。

体悟：现代药理研究表明，葛根有解热、降血压、抗菌、抗心绞痛、降血糖的作用。本品含葛根黄酮，能增加冠脉血流量，降低冠脉阻力，改善心肌缺血，减少心肌耗氧量，减慢心率，降低血压，缓解心绞痛，此外还能改善脑血流量。本品含有多糖淀粉，遇水膨胀而胶着，有缓解局部刺激的作用，涂敷局部能消炎，内服可治疗肠炎。葛根具有强力的解热作用，能降低血糖，还能缓解肌肉痉挛，善治项背强急。

葛根用于消渴病，可进行如下随证加减：消渴阴虚燥热型，配玄参、天花粉、麦冬、山药、五味子、茯苓、太子参、知母、虎杖、生地黄等。消渴伴足癣，取葛根、白矾、千里光、土槿皮各等量，烘干，研为细末，分袋包装，每袋40g，密封；每晚取1袋倒入盆中，加温水约3000mL混匀，泡脚，每次20分钟。消渴伴口渴，配玄参、天花粉、麦冬、五味子、石斛、乌梅、生地黄等。消渴热泻，配黄连、黄芩、薏苡仁、车前子、鸡蛋花、木棉花等。消渴伴冠心病心绞痛，配丹参、薤白、三七、瓜蒌皮、桂枝、玉竹、太子参、麦冬等。

7. 苍术

性味归经： 辛、苦，温；归脾、胃、肝经。

体悟： 现代药理研究表明，苍术有降血糖、镇静、利尿、发汗、强壮的作用。本品含有大量的维生素A，可用以治疗缺乏维生素A所引起的夜盲症及角膜软化症。动物实验证明，苍术有抑制血糖作用，大剂量可使血糖下降。

苍术用于消渴病，可进行如下随证加减：消渴属湿困者，配虎杖、薏苡仁、葛根、玄参、藿香、佩兰、厚朴、茯苓、石菖蒲等。消渴伴湿热痹者，配桑枝、知母、黄柏、石膏、秦艽、虎杖、薏苡仁、木瓜、金银花藤、络石藤等。消渴伴寒湿泻，配茯苓、炒薏苡仁、车前子、川厚朴、陈皮、豆蔻、藿香等。消渴伴湿疹，配黄柏、薏苡仁、虎杖、木瓜、白鲜皮、土茯苓、僵蚕、生地黄等；或配黄柏、大黄、白鲜皮、地肤子、枯矾、苦参、七姊妹等外洗患处。消渴伴热泻，配黄连、黄芩、薏苡仁、车前子、鸡蛋花、木棉花等。消渴伴颈项强痛，配白芍、木瓜、威灵仙、葛根、甘草、桑寄生等。

注意：实热、阴虚者忌用本品。

8. 枸杞子

性味归经：甘，平；归肝、肾经。

体悟：现代药理研究表明，枸杞子有降血糖、降血压、抗脂肪肝的作用。

枸杞子用于消渴病，可进行如下随证加减：消渴肝肾虚者，配黄精、山茱萸、五味子、玄参、山药、熟地黄、茯苓、女贞子等。消渴口干（肾精亏损者），配石斛、沙参、麦冬、葛根、五味子等；另用枸杞子30g洗净后晚上睡前嚼服。消渴兼肥胖症，枸杞子30～50g，滚水冲泡当茶饮。消渴肝功损害，配熟地黄、茯苓、虎杖、鸡骨草、丹参、山茱萸、五味子、山楂、郁金、白背叶根等。消渴眼病，配菊花、当归、五味子、山药、熟地黄、茯苓、石决明、谷精草、女贞子、车前子、菟丝子等。

9. 知母

性味归经：苦、甘，微寒；归肺、胃、肾经。

体悟：现代药理研究表明，知母有解热、抗菌、镇静、祛痰、降血糖作用，还能降低神经系统的兴奋性。

知母用于消渴病，可进行如下随证加减：消渴肺胃燥热证，配石膏、沙参、玄参、葛根、麦冬、天花粉、虎杖等。消渴伴虚火牙痛、喉痹，配黄柏、牡丹皮、石斛、麦冬、玄参、生地黄、泽泻、山茱萸、牛膝、骨碎补等。消渴伴淋证，配黄柏、瞿麦、白花蛇舌草、车前子、薏苡仁、生地黄、泽泻、山茱萸、茯苓、白茅根等。消渴虚热，配银柴胡、鳖甲、白薇、地骨皮、生地黄、沙参、虎杖等。

注意：便溏者不宜用知母。

10. 北五味子

性味归经：酸、甘，温；归肺、心、肾经。

体悟：现代药理研究表明，北五味子有兴奋中枢神经系统、镇咳祛痰、兴奋子宫、抗菌、降转氨酶、降血压、降低血糖、强心作用。本药还能改善人的智力，提高工作效率，可促进新陈代谢，增强机体对非特异性刺激的防御能力。

北五味子用于消渴病，可进行如下随证加减：消渴血糖高，配枸杞子、麦冬、玄参、生地黄、山茱萸、葛根、僵蚕、薏苡仁、黄精等。消渴病肝损害，配熟地黄、茯苓、女贞子、虎杖、鸡骨草、丹参、山茱萸、山楂、郁金、当归等。消渴伴失眠，配熟地黄、茯苓、女贞子、浮小麦、酸枣仁、合欢皮、丹参、桑椹、煅龙骨等。消渴伴咳嗽者，配杏仁、乌梅、百部、川贝母、款冬花、地骨皮、重楼等。消渴伴自汗，配黄芪、防风、浮小麦、糯稻根、白术、山茱萸、酸枣仁、五味子、麻黄根、煅龙骨、煅牡蛎等。消渴伴虚寒喘，配干姜、熟地黄、山茱萸、核桃、乌梅、细辛、杏仁、补骨脂、当归、苏子等。

注意：热性喘咳者忌用本品。

二、验方

1. 降糖一方

组成：黄芪20g，葛根20g，薏苡仁20g，虎杖20g，地骨皮15g，玄参20g，山茱萸10g，山药20g，苍术15g，生地黄15g，茯苓15g，五味子10g，僵蚕10g。

功效：补气健脾，清热滋阴，化湿降糖。

主治：糖尿病上消证属气阴两虚，热结湿困者。

上药加水浸泡15分钟，水煎2次，2次药液混合后，分2次早、晚温服，每日1剂。

2. 防糖方

组成：山药20g，荔枝核20g，薏苡仁20g，地骨皮15g，桑叶15g，葛根15g，虎杖15g，枸杞子15g，山茱萸10g，天花粉10g，麦冬10g，黄精10g。

功效：滋阴清热，健脾益肾，化湿消糖。

主治：消渴属血糖调节受损者（糖尿病前期）。

上药加水浸泡15分钟，水煎2次，2次药液混合后，分2

次早、晚温服，每日 1 剂。

3. 早肾方

组成：黄芪 30g，金樱子 30g，沙苑子 30g，覆盆子 15g，白术 15g，芡实 15g，莲子 15g，茯苓 15g，山茱萸 10g，枸杞子 10g，丹参 10g，川芎 10g，五味子 10g，菟丝子 10g，山药 10g。

功效：补益肝肾，益气健脾，固精防漏。

主治：糖尿病早期肾病，证属正气虚弱，精微外漏，有蛋白尿者。

上药加水浸泡 15 分钟，水煎 2 次，2 次药液混合后，分 2 次早、晚温服，每日 1 剂。

4. 肾衰方

组成：黄芪 30g，牡蛎（先煎）30g，益母草 30g，白花蛇舌草 15g，丹参 15g，何首乌 15g，玉米须 15g，山茱萸 10g，白术 10g，桃仁 10g，川芎 10g，牛膝 10g，熟附子（先煎）10g，大黄 3g，水蛭 3g。

功效：温补脾肾，活血化瘀，解毒降浊。

主治：糖尿病肾衰证属脾肾阳虚，瘀血水饮内停者。

上药加水浸泡 15 分钟，水煎 2 次，2 次药液混合后，分 2 次早、晚温服，每日 1 剂。

5. 肾衰灌肠方

组成：生牡蛎 50g，大黄 30g，土茯苓 30g，益母草 30g，熟附子 10g，葶苈子 10g，槐米 10g。

功效：温阳泻浊，解毒化瘀。

主治：糖尿病肾病证属阳虚毒深，肾功能衰竭者。

上药加水煎 2 次，取药液 200mL 分 2 次保留灌肠，每日 1 剂。

6. 麻痛方

组成：黄芪 30g，白芍 30g，鸡血藤 30g，怀牛膝 20g，生地黄 20g，丹参 15g，苍术 15g，地龙 10g，麻黄 10g，土鳖虫 10g，延胡索 10g，当归 10g，川芎 10g，乳香 10g。

功效：补气养阴，活血化瘀，温经通脉，除湿止痛。

主治：糖尿病周围神经病变证属气阴虚，瘀停湿困，脉络阻滞之痹痛。

上药加水浸泡 15 分钟，水煎 2 次，2 次药液混合后，分 2 次早、晚温服，每日 1 剂。

7. 糖足一方

组成：黄芪 50g，当归 30g，生地黄 30g，金银花 30g，蒲公英 30g，川芎 10g，赤芍 10g，地龙 10g，土鳖虫 10g，炮穿山甲 6g，肉桂（泡）3g。

功效：益气养血，活血化瘀，清热解毒，温经通络。

主治：糖尿病坏疽证属正虚血瘀，阴寒凝滞，热毒闭阻者。

上药加水浸泡 15 分钟，水煎 2 次，2 次药液混合后，分 2 次早、晚温服，每日 1 剂。

8. 糖足外洗方

组成：十大功劳 50g，大黄 30g，毛冬青 30g，蒲公英 30g，金银花 30g，明矾 30g，土茯苓 30g，乳香 10g，天仙子 10g，黄柏 10g，黄连 10g。

功效：清热解毒，活血化瘀，消肿止痛，通脉敛疮。

主治：糖尿病足部坏疽者。

上药加水 5000mL，文火煎沸后再煎 20 分钟，待微温后浸泡患足。每日 1 剂。

9. 眼底出血方

组成：女贞子 30g，旱莲草 30g，葛根 30g，白茅根 30g，黄芪 15g，生地黄 15g，茜草根 15g，仙鹤草 15g，菊花 10g，大蓟 10g，川牛膝 10g，三七粉（冲服）3g，苍术 10g。

功效：益气养阴，清热止血，活血明目。

主治：糖尿病眼底出血证属气阴虚，虚火上炎，迫血妄行，瘀阻眼络者。

上药加水浸泡 15 分钟，水煎 2 次，2 次药液混合后，分 2 次早、晚温服，每日 1 剂。

10. 消渴胸痹方

组成：黄芪 20g，丹参 20g，葛根 20g，川芎 15g，赤芍 15g，玄参 15g，麦冬 15g，瓜蒌皮 15g，薤白 15g，三七 10g，酸枣仁 10g，延胡索 10g，红花 10g。

功效：益气养阴，活血化瘀，养心通痹。

主治：糖尿病性冠心病证属气阴虚，瘀阻心脉者。

上药加水浸泡 15 分钟，水煎 2 次，2 次药液混合后，分 2 次早、晚温服，每日 1 剂。

典型案例

一、口疮

谢某，女，29 岁。

主诉：口腔溃疡月余。

现病史：患者自述口腔溃疡 1 个多月，经治乏效，且日渐加重，口痛不堪，说话、进食困难。观患者极痛苦面容，下唇、口腔两侧及舌边各有 3 个似黄豆或豌豆大小之溃疡点，呈椭圆形，边缘微突，周围黏膜充血，牙龈及咽部红肿，舌苔黄，舌面干，脉滑数。

中医诊断：口疮（心胃积热）。

西医诊断：口腔溃疡。

治则：清泄实热，导火下行。

处方：大承气汤加减。

大黄（后下）12g，枳实 10g，芒硝（冲服）10g，黄连 10g，赤芍 10g，皂角刺 10g，玄参 10g，牡丹皮 10g，藿香 6g，栀子 5g。5 剂，每日 1 剂，水煎服。

二诊：诸症大减，咽部及牙龈肿痛消失，溃疡点疼痛明显减轻，能张口说话、进稀粥，但仍觉口干，舌质红。守上方去黄连、栀子、芒硝、藿香，加麦冬 15g，石斛 20g。

服药 4 剂后，症状基本好转，改用滋阴降火方药善后。

按：本例发病较久，貌似属虚证，但初用养阴、滋补等法治疗乏效，后经细辨，是实证而非虚证。《诸病源候论》云："手少阴，心之经也，心气通于口；足太阴，脾之经也，脾气通于口。腑脏热盛，热乘心脾，气冲于口与舌，故令口舌生疮也。"病在上，病机为心脾胃经积热，遵"上病下取"的治法，宜以苦寒之药直折其势。方中君大黄，配枳实、芒硝峻下热结，引火下行，急存其阴；合黄连、栀子清心胃火热；伍赤芍、牡丹皮、玄参凉血清热，消肿解毒；并皂角刺活血排脓。药证相符，故获显著疗效。

二、痿证

龙某，男，11 岁。

主诉：发热、全身不适 20 余天。

现病史：20 多天前患者突然发热，全身不适，疲倦，食欲不振，咽干喉痛，心烦口渴，咳嗽无痰，小便短赤，大便干结难下。6 天后觉右手握物不固，下肢萎软不能走路，经治未效。现患儿精神疲惫，右手握拳无力，双下肢肌肉萎软，肌力Ⅱ～Ⅲ级，跟腱反射减弱，无法站立行走。舌红少苔，脉细数。

中医诊断：痿证（肺胃阴亏）。

西医诊断：肌无力。

治则：滋补肺胃。

处方：清燥救肺汤加减。

玉竹 15g，太子参 15g，天冬 15g，石斛 20g，麦冬 20g，沙参 20g，知母 8g，甘草 8g，桑叶 8g，杏仁 8g，枇杷叶 8g，胡麻仁 10g。5 剂，每日 1 剂，水煎服。

二诊：服上方后，诸症好转，照原方再进 2 剂。

三诊：咳嗽止，大便畅通，余症大减，手足活动有力。

处方：玉竹 15g，太子参 15g，天冬 15g，石斛 20g，麦冬

20g, 沙参 20g, 甘草 8g, 白芍 10g, 生地黄 10g, 牛膝 10g, 牛蒡子 15g。5 剂, 每日 1 剂, 水煎服。

四诊: 患儿已能走和站, 四肢活动自如, 其父高兴奔告。嘱续服上方 10 剂以巩固疗效。

按: 本案其本在肺胃, 肺胃阴伤, 水津内耗, 不能濡养筋脉, 故令肢体弛纵痿软不用; 津液亏损, 上失于润, 则咽干口渴; 虚火内扰心神, 上灼咽喉, 则心烦、喉痛; 小便短, 大便结, 舌、脉象等, 皆为阴津耗损之象。方中桑叶、知母清肺金之燥热; 集甘凉增液的二冬、沙参而重用, 旨在清金生津; 投太子参、甘草以益气健脾, 意在"损其肺者益其气"; 杏仁、枇杷叶止咳润肺; 胡麻仁润肠通便; 配用石斛、玉竹以清胃养阴, 盖胃为燥土, 土为金母, 养胃即益肺也。全方既清肺胃之热, 又滋肺胃之阴, 上源充足, 筋脉得养, 故取效迅速。

三、消渴

[案 1] 陈某, 男, 65 岁。

主诉: 口干渴多饮、夜尿频 12 年。

现病史: 患者患 2 型糖尿病 12 年, 一直未愈。现觉口干渴多饮, 夜尿频, 每晚 6～7 次, 小便混浊如脂膏, 形寒肢冷, 背脊常觉寒冷恶风, 四肢不温, 腰酸痛无力, 精神疲倦, 身体乏力, 易患感冒, 夏天亦常着厚衣服, 炎暑天气反而觉得舒适, 常有遗精, 甚则阳事不举。舌质淡嫩、苔薄白, 脉沉细。查空腹血糖 11.5mmol/L, 餐后 2 小时血糖 14.3mmol/L, 糖化血红蛋白 9.1%, 尿糖 (++), 尿蛋白 (+), 肝功能、肾功能、血脂、血液流变学检查正常。

中医诊断: 消渴 (下消: 阴阳两虚, 脾肾亏损, 下元不固)。

西医诊断: 2 型糖尿病; 早期糖尿病肾病。

治则: 中医治宜调补阴阳, 温肾健脾, 滋阴实卫; 同时按糖尿病治疗常规指导饮食、运动、情志。

处方: 生黄芪 30g, 熟地黄 20g, 怀山药 20g, 淫羊藿

15g，川杜仲 15g，沙苑子 15g，菟丝子 15g，焦白术 10g，五味子 10g，山茱萸 10g，益智仁 10g，鹿角胶（烊化）10g，麦冬 10g，防风 10g。10 剂，每日 1 剂，水煎服。

二诊：背脊寒冷大减，四肢已感温暖，夜尿减少，小便颜色亦转清，口不再渴，饮水减少，患者自觉较前大好，精神转佳。舌质淡，苔白，脉细无力。复查手指末端空腹血糖 8.5mmol/L，餐后 2 小时血糖 12.3mmol/L；尿糖（－），尿蛋白（±）。见效再进，守方去防风、山药、麦冬、沙苑子，加党参 20g，枸杞子 15g，巴戟天 15g，制附片（先煎）3g，肉桂（泡服）3g。继续服用 10 剂，煎服法同上。

三诊：上述症状基本消失，夜尿每晚 1～2 次，颜色正常，饮食如常，精神亦转好。复查手指末端空腹血糖 6.5mmol/L，餐后 2 小时血糖 8.3mmol/L；尿糖（－），尿蛋白（－）。疗效较满意，守方继续调治，隔日 1 剂，以图巩固疗效。

按：本案属中医学消渴之下消，因病程较长，由燥热致阴虚，最终导致阴阳两虚，脾肾亏损，下元不固，且转变为消渴肾病。中医学认为，消渴并发其他病变是因消渴日久、失治、误治，或久治未能控制病情，而使气阴耗损日甚，阴阳俱亏，气血虚弱，津液不化，正气虚损较重所致。本案就是久治后未能控制病情，致消渴肾病。虽然本案已出现并发病变，但仍在可控范围，如果不及时控制，就会继续加重，导致肾衰。所以，截断病延，终止发展是治疗本病的关键。方中重用黄芪为主药，重在益其气，佐入党参、白术加大益气健脾之力，固其本，辅助降糖，消除蛋白尿；熟地黄、麦冬、山药补肾滋阴降糖；用制附子、肉桂、淫羊藿、鹿角胶、杜仲、巴戟天等一派温阳壮肾之品，祛阴寒，壮其阳；入玉屏风散意在益气固表，提高免疫功能，防感冒；用沙苑子、枸杞子、五味子、山茱萸、菟丝子、益智仁等重在补肝肾，收敛固涩，摄精降糖，消除蛋白尿。全方合用，调和阴阳，健脾补肾，补气血，收敛固涩，既治标，又固本，既降糖，又消除蛋白尿，疗程短，效果十分满意。

[案2] 李某，女，56岁。

主诉：口渴、口苦、多饮、多尿5个月。

现病史：患者患糖尿病5个月，此次因口干口渴、口苦、多饮、多尿、心烦、咽干、疲倦乏力就诊。查舌红苔少，脉细数。空腹血糖12.6mmol/L，餐后2小时血糖13.3mmol/L，糖化血红蛋白8.6%，尿糖（++），尿蛋白（-），肝功能、肾功能、血脂、血液流变学检查正常。

中医诊断：消渴（上消：肺燥津伤）。

西医诊断：2型糖尿病。

治则：中医治宜清热润燥，生津止渴；同时按糖尿病治疗常规指导饮食、运动、情志。

处方：石膏30g，葛根30g，天花粉30g，太子参20g，山药20g，麦冬20g，玄参20g，知母15g，桑叶15g，虎杖15g，淡竹叶10g，五味子10g，甘草5g，山茱萸10g。7剂，每日1剂，水煎服。

二诊：服药7剂后，诸症明显减轻，再续进7剂。

三诊：症状缓解。复查手指末端空腹血糖7.8mmol/L，餐后2小时血糖10.2mmol/L；尿糖（-）。守上方去石膏、知母、淡竹叶、桑叶，葛根、天花粉减至20g，加石斛、僵蚕各10g。继续服7剂，每日1剂，水煎服。

四诊：除见少许乏力外，余症皆消失，舌、脉正常。复查手指末端空腹血糖6.2mmol/L，餐后2小时血糖8.9mmol/L；尿糖（-）。效不更方，隔日1剂，水煎服，连用3个月。

3个月后复查空腹血糖5.7mmol/L，餐后2小时血糖7.9mmol/L，糖化血红蛋白6.3%，尿常规正常。

按：本案病程短，收效快，症状典型，诊断明确。针对上消燥热阴虚，治疗重点在于清热润燥滋阴。方中石膏、葛根、知母、天花粉、桑叶、淡竹叶、虎杖清上焦燥热，泻火除烦，生津止渴，降糖通便；太子参、山药、麦冬、玄参益气养阴，清热降糖；五味子、山茱萸以味酸补肝肾，收涩降糖；甘草调和诸药。方中综合了人参白虎汤、竹叶石膏汤、生脉饮等方，意在清热泻火，润燥止渴，益气养阴，生津降糖，对于糖尿病初起，属上焦燥热伤阴者疗效确切，可推广使用。

[案3]李某，男，62岁。

主诉：多食善饥、口渴欲饮、尿量增多近1个月。

现病史：患者患糖尿病已4年，曾就诊于中医及西医，服过多种中西降糖药，但病情反复，血糖控制不佳，糖化血红蛋白长期不达标。近1个月来症状明显加重，多食善饥，口渴欲饮，尿量增多，体力不支，形体日渐消瘦，经朋友介绍来我院求治。现患者面色苍黄憔悴，神疲乏力，形体消瘦，口干渴，多饮，夜尿频、每晚6～7次，小便浑黄，头晕眼花，耳鸣，腰酸腿软，皮肤瘙痒，午后自觉炽热，舌质红，苔少，脉细无力。查空腹血糖13.5mmol/L，餐后2小时血糖16.5mmol/L，糖化血红蛋白9.6%，尿糖（+++），尿蛋白（-），肝功能、肾功能、血脂、血液流变学检查正常。

中医诊断：消渴（肺胃热盛，肾阴亏虚）。

西医诊断：2型糖尿病。

治则：中医治宜清热润燥，滋阴补肾；同时按糖尿病治疗常规指导饮食、运动、情志。

处方：玉液汤加减。

山药30g，葛根30g，黄芪20g，知母20g，玄参20g，怀牛膝10g，生地黄20g，熟地黄20g，枸杞子15g，天花粉15g，山茱萸10g，鸡内金10g，五味子10g。7剂，每日1剂，水煎服。

二诊：服药后自觉症状减轻，但小便仍数，舌转润。守方再进7剂。

三诊：症状明显好转，但腰酸痛乏力未明显改善。复查手指末端空腹血糖8.6mmol/L，餐后2小时血糖9.8mmol/L；尿糖（+）。守方加川续断、巴戟天各15g，再进7剂。

四诊：自觉症状继续好转，仅觉腰酸软，饮食如常，面色略红润，体重增加，舌微润，苔薄白，脉缓。复查手指末端空腹血糖 6.3mmol/L，餐后 2 小时血糖 9mmol/L；尿糖（-）。为巩固疗效，守上方去鸡内金、知母、生地黄，加桑寄生 20g，再进 7 剂。

五诊：自觉症状消失，精神佳，心情好，疗效满意，继续调理。嘱长期注意生活规律，调饮食，惜精神，加强运动。同时拟方隔日 1 剂，以巩固疗效，防止复发。

处方：黄芪 15g，山药 15g，葛根 15g，玄参 15g，熟地黄 15g，枸杞子 15g，茯苓 15g，黄精 10g，天花粉 10g，山茱萸 10g，五味子 10g，怀牛膝 10g。

按：本案应用玉液汤加减治疗，疗效较满意。玉液汤出自《医学衷中参西录》，是张锡纯治疗消渴的验方，乃升元气以止渴。本案处方中君药黄芪得葛根以升元气，又佐山药、知母、玄参、天花粉、生地黄以大滋真阴，使阳升而阴应；用鸡内金以消尿中糖分；用山茱萸、五味子取其味酸收敛之性，以封固肾关，不使水饮急于下趋；加入熟地黄、枸杞子、牛膝重在补肝肾，使肾精更足。全方合用，真阴充盈，津液充足，脾气旺，肾气健，加强了降糖之力。

［案 4］张某，女，65 岁。

主诉：咽干痛、声嘶、恶心呕吐近 1 个月。

现病史：患者患有糖尿病 11 年，经多家医院治疗，先后用过优降糖、二甲双胍、罗格列酮、拜糖平等药物及胰岛素治疗，而且胰岛素每日用 3 次，用量已增至每日 100U，血糖仍未得到控制。近 1 个月因咽干痛、声嘶、恶心呕吐、口干渴欲饮、手足心烦热而就诊。现精神不振，疲倦气短，双下肢轻度浮肿。舌质红，无苔，脉沉细。查空腹血糖 14.5mmol/L，餐后 2 小时血糖 17.6mmol/L，糖化血红蛋白 10.6%，尿糖（+++），尿蛋白（±）；甘油三酯 2.1mmol/L，肝功能、肾功能、血液流变学检查正常。

中医诊断：消渴（燥热阴虚）。

西医诊断：2型糖尿病；早期糖尿病肾病。

治则：中医治宜清热泻火，润燥生津，益气养阴；按糖尿病治疗常规指导饮食、运动、情志。

处方：石膏30g，党参30g，石斛15g，麦冬15g，玄参15g，天花粉15g，薏苡仁15g，生地黄15g，茯苓10g，知母10g，山茱萸10g，射干10g，竹茹10g，黄连10g，牡蛎（先煎）30g。5剂，每日1剂，水煎服。

二诊：上方连服5天，胰岛素减6单位量。咽干痛、恶心呕吐、心烦症状减轻。检测手指末端空腹血糖13.1mmol/L，餐后2小时血糖16mmol/L。守方再进7剂，胰岛素继续逐减6单位量。

三诊：患者自觉症状明显好转，呕吐、心烦热症状消失。检测手指末端空腹血糖11.3mmol/L，餐后2小时血糖14.9mmol/L。上方去牡蛎、竹茹、黄连，再进10剂。胰岛素继续逐减10单位量。

四诊：症状基本消失，仅觉气少乏力。检测手指末端空腹血糖9.8mmol/L，餐后2小时血糖12.7mmol/L。上方去石膏、射干，加黄精、枸杞子各15g，再进10剂，胰岛素继续逐减6单位量。

五诊：患者症状消失，正气恢复，纳食正常，二便可。检测手指末端空腹血糖6.5mmol/L，餐后2小时血糖10.2mmol/L。

六诊：病情稳定，为巩固疗效，继续降糖，治以益气养阴、健脾补肾、涩精降糖。

处方：黄芪20g，党参20g，茯苓20g，枸杞子20g，玄参15g，山药15g，葛根15g，天花粉15g，白术15g，熟地黄15g，山茱萸10g，黄精10g，五味子10g。10剂，每日1剂，水煎服。

上方连服10天，复查空腹血糖6.9mmol/L，餐后2小时血糖9.2mmol/L，糖化血红蛋白7%，尿糖（－），尿蛋白（－），血脂、肝功能、肾功能正常。胰岛素继续逐减6单位量。继续固本益肾，益气健脾，稳定血糖，使糖化血红蛋白长期达标。

按：本案患者使用西药效果欠佳，而且胰岛素用量也较大，应考虑有胰岛素抵抗。胰岛素耐药性糖尿病是指每日胰岛素需要量超过200U至少历时48小时者。由于正常人每日胰岛素分泌量为24～48U，故有人主张每日需要量在100U以上者即可称为胰岛素耐药性糖尿病。本病主要是由于免疫作用所致，糖尿病患者体内胰岛素抗体迅速增加，靶细胞的胰岛素受体本身缺陷，受体数量减少或亲和力降低，胰岛素效应显著降低，其他因素如肝病、肥胖、感染、内分泌疾病致生长激素、肾上腺皮质激素、胰高血糖素及茶酚胺等升高，均可致胰岛素耐药产生。本案患者有糖尿病病史10余年，胰岛素每日用量虽未达200U，但已超过100U，且血糖有快速增高之趋势，故考虑为胰岛素抵抗。根据患者烦渴欲饮、舌红无苔、五心烦热、脉沉细，证属上消无疑，应给予止渴润燥、清热滋阴之剂，遂予白虎人参汤、玉女煎、《千金》黄连丸等化裁。其中石膏辛甘大寒，具有清热降火、止渴除烦之功；黄连具有清热燥湿、泻火解毒、降糖之效。现代医学研究表明，黄连有消除胰腺炎症，抑制糖原异生和/或促进糖酵解而产生降糖作用。知母性寒，滋阴降火，润燥滑肠。生地黄、麦冬有滋肝肾、养阴清热作用；葛根、天花粉、玄参有清热生津、解毒消肿之力，为治疗糖尿病要药；射干可清火解热，降气消痰，善治咽喉炎症；党参益气健脾，具有生津止渴之用；牡蛎平肝潜镇，固涩软坚；茯苓、薏苡仁健脾安神，淡渗利水；熟地黄、黄精、五味子、山茱萸既有滋补肝肾之功，又有涩精止汗之力；石斛、竹茹养胃阴，清热止呕。现代药理研究表明，党参、生地黄、茯苓、山茱萸等药物中均含降糖三萜类化合物；茯苓、知母中含有降糖之多糖类化合物；知母含甾体类化合物，其作用类似磺脲类降糖药；党参、白术等均有增强机体抵抗力，改善胰腺及全身微循环，清除胰岛素抗体之作用。由此则收到清热泻火、健脾益气、生津止渴、滋补肝肾之功效。

黄培容

中西结合，专于脾胃

医家简介

黄培容，女，1956 年出生，广东湛江市吴川人；教授，主任中医师，湛江市名中医。黄培容教授 1980 年毕业于广州中医学院（现广州中医药大学）医疗系，同年分配到湛江中心人民医院中医科工作，现任湛江中心人民医院中医科主任，广东省中医药学会热病专业委员会常务委员，湛江市中医药学会和湛江市中西医结合学会理事。

临床特色

黄培容教授从医 38 年，临床善于运用国内外的医学新技术、新疗法进行中西医结合施治，擅长心血管病、脾胃疾病的诊治，对复杂疑难疾病的诊治有独到的见解，尤其治疗难治性高血压、冠心病、幽门螺杆菌相关性胃炎、慢性萎缩性胃炎等，有独特的疗效。

黄培容教授主持和参与市级以上的科研课题 10 多项，发表论文 30 多篇，主编《常见病治疗手册》《胃肠病》等著作，获省级科研成果三等奖 1 项、市级科研成果二等奖 1 项。

方药体悟

一、单味药

1. 香附

性味归经：辛、微苦、微甘，平；归肝、脾、三焦经。

体悟：①香附疏肝解郁功效奇佳，性味平和而功效缓和，对女性乳腺结节有很好的疗效，用量可至15g以上。②香附理气宽中，各型脾胃气滞证均可加入，芳香走窜而不易化火，用量在10g左右。③香附调经止痛，与疏肝解郁相对应，对因情志所致的女性月经疼痛效果佳；另外对带状疱疹造成的神经疼痛，在疾病的各个时期均适合使用，用量宜15g以上。

2. 丹参

性味归经：苦，微寒；归心、肝经。

体悟：①丹参用于胸痹心痛，入血脉，走心经，为瘀血型胸痹心痛的首选。②一味丹参饮功同四物汤，而且丹参性微寒，更适合现代人的体质，对血虚证、各型月经疼痛均可适量入药。③丹参清心除烦，宁心安神，疏散心火，能改善睡眠。④丹参走血分而凉血，对痈疽疔疮血分热盛者，可以佐使选用。

3. 生地黄

性味归经：甘，寒；归心、肝、肾经。

体悟：生地黄味甘性寒，入血分，能凉血，对温病热入血分夜热早凉、熬夜口干舌燥、手足心热等血分热证效佳。本药凉血，亦有滋补之功，尤其对热盛阴虚体质者而言，凉补功效更佳。滋补之品易生湿邪，生地黄以陈皮相佐，可有效缓解弊端。

4. 薏苡仁

性味归经：甘、淡，凉；归脾、胃、肺经。

体悟：①薏苡仁有利水渗湿功效，药食两用，民间多煮粥食用，配山药治疗小儿脾虚泄泻等。②本品甘淡利渗，虽对着痹尤佳，但诸痹证型均可适量配伍。③薏苡仁可排脓、解毒散结，对肺痈、肠痈等湿邪重着者可配伍使用，用量宜30g以上。薏苡仁对痈疽疔疮类病症同样适用，另对结节、囊肿性痤疮久服有良效。

5. 黄芩

性味归经：苦，寒；归肺、胆、脾、大肠、小肠经。

体悟：①黄芩清热燥湿，清上焦湿热，对外感湿热、胆经湿热所致的胸闷呕吐、口干口苦效佳。②黄芩泻火解毒，对肺胃热盛上熏于面形成的痤疮有良效，对肠胃积热所致痤疮，可配伍黄柏。③黄芩有安胎之功效，临床上可放心用于孕妇所患诸症。

本品有枯芩、子芩之分，选取黄芩治疗胃肠积热时宜用子芩，余证差别不明显。

6. 鸡血藤

性味归经：苦、甘，温；归肝、肾经。

体悟：①鸡血藤活血行血，补而不滞，为血虚伴有肝气郁结证者首选。②本品调经止痛，概因其入血分而又养血行血。③藤类药物多有舒筋活络之效，本品性虽温但味苦，而有行血之功效，诸般经络痹阻证皆可选用。

7. 延胡索

性味归经：辛、苦，温；归肝、脾经。

体悟：延胡索行全身气血，治一身之疼痛，单用止痛效果佳，为带状疱疹后遗神经痛最佳选用药物。本品止痛效果强，急性疼痛原因不明时，一定要慎重使用，避免掩盖和贻误病情。

8. 乌梢蛇

性味归经：甘，平；归肺、脾、肝经。

体悟：①本品应用重在止痉，善搜骨骼、肌肉、经络之风，性味平和，为祛除诸风痉挛良药。②本品祛风湿，通经络，祛风之力强，对风湿痹可酌情选用。

9. 钩藤

性味归经：甘，凉；归肝、心包经。

体悟：①本品味甘性凉，善息内外风证，外感化热生风或肝风内动之证皆宜。②儿童体质肝常有余，与本品最契合，陶弘景谓"疗小儿"既源于此。③现代高血压治疗，本品单用即可有效，但不宜久煎。

10. 木瓜

性味归经：酸，温；归肝、脾经。

体悟：①本品舒筋活络在于救急，不可久用，久服损齿伤骨。②本品常用于脚气转筋，因其有酸温收敛之功。③本品性酸温，有化湿和胃之功，湿邪盛者需配伍其他化湿药物。

二、验方

1. 健脾益胃汤

组成：党参 15g，白术 15g，姜半夏 15g，黄连 5g，干姜 5g，茯苓 15g，山药 15g，白芍 15g，丹参 15g，乌药 10g，木香 10g，陈皮 6g，炙甘草 6g。

功效：健脾扶正，化湿解郁，理气活血。

主治：用于慢性萎缩性胃炎、胃脘痛。

2. 三七芩连汤

组成：三七 10g，白术 10g，黄连 10g，黄芩 10g，薏苡仁 30g，延胡索 15g，木香 10g，葛根 20g，蒲公英 15g，茯苓 15g，败酱草 15g，砂仁 5g，炙甘草 5g。

功效：清热利湿，收敛止泻，活血止痛。

主治：用于溃疡性结肠炎。

3. 牡蛎钩藤汤

组成：生牡蛎（先煎）30g，石决明（先煎）30g，首乌藤 20g，白芍 20g，钩藤 15g，怀牛膝 15g，僵蚕 10g，胆南星 10g，合欢皮 10g，党参 20g，天麻 15g，菊花 15g，莲子心 6g。

功效：平肝潜阳，益气化痰。

主治：用于难治性高血压。

4. 益气补肾活血汤

组成：黄芪 30g，党参 30g，茯苓 20g，山药 20g，炒白术 15g，川芎 15g，熟地黄 15g，芡实 15g，丹参 12g，鸡内金

12g，金樱子 12g，砂仁 6g，炙甘草 6g，三七 3g。

功效：补脾益气，滋阴补肾，活血化瘀。

主治：治疗消渴（早期糖尿病肾病）。

5. 益气活血化瘀汤

组成：黄芪 30g，丹参 15g，当归 15g，桃红 12g，瓜蒌皮 12g，桂枝 10g，红花 10g，川芎 10g，薤白 10g，青皮 10g，炙甘草 6g。

功效：益气健脾，活血化瘀，行气止痛。

主治：治疗胸痹（冠心病心绞痛）。

6. 温阳益气汤

组成：丹参 30g，牡蛎 30g，炙黄芪 20g，葶苈子 20g，党参 20g，茯苓 15g，泽泻 15g，制附子 10g，麦冬 10g，桂枝 10g，陈皮 6g，车前子 6g。

功效：温阳益气，活血通络。

主治：治疗心悸（慢性心力衰竭）。

典型案例

一、胃痛

［案 1］马某，男，60 岁。

主诉：反复上腹胀 8 年，加重 3 天。

现病史：患者诉 8 年前反复出现上腹部胀，多方求治，时好时坏。3 天前受凉后觉上腹胀加重，腹泻，伴嗳气反酸，胃纳尚可，大便稀烂，每日 1～2 次，无黏液脓血，小便有淋漓不尽感，睡眠欠佳，舌质淡胖，苔白，脉细缓。

中医诊断：胃痛（脾肾阳虚）。

西医诊断：慢性胃炎。

治则：温肾健脾，行气消胀。

处方：理中汤加减。

党参 25g，茯苓 15g，延胡索 15g，炒白术 15g，补骨脂 20g，法半夏 10g，乌药 15g，干姜 10g，砂仁 10g，木香 10g，麦芽 20g，杜仲 20g。5 剂，每日 1 剂，水煎服。

二诊：偶有腹胀，受凉后明显，精神疲倦，怕冷，无明显嗳气反酸，胃纳、睡眠比以前好转，大便稀烂，日解 1～2 次，无黏液脓血，舌质淡红暗胖，苔微黄，脉细。

处方：党参 25g，茯苓 15g，延胡索 15g，炒白术 15g，干姜 10g，砂仁 10g，陈皮 15g，香附 15g，豆蔻（后下）5g，制附子 10g，藿香 10g。5 剂，每日 1 剂，水煎服。

三诊：腹胀明显缓解，少许嗳气，无反酸怕冷，胃纳、睡眠正常，大便仍稀烂，日解 1 次，小便淡黄，舌质淡红略偏胖，苔薄白，脉细滑。前方陈皮减为 6g，加佩兰 12g，共用 7 剂，每日 1 剂，水煎服。

按：本案患者上腹胀 8 年余，曾多处求医，既往用健脾益气、疏肝行气等中药未有明显疗效，受凉则症状加重。患者的发病病机本质是脾肾阳虚，火不生土，脾阳不足，无以温煦健运，继而导致气血生化不足，气虚气滞，故腹部反复胀满，受凉加重，大便烂，次数多，亦为脾肾阳虚，不能蒸化水谷，糟粕、精微一并下行所致。处方以理中汤为基础方，除配合乌药、木香、砂仁等行气温中消胀药之外，加用补肾助阳药，如补骨脂、杜仲。二诊时患者阳虚症状较首诊时改善，但仍有怕冷、腹胀等症状，故去补骨脂、杜仲等补肾壮阳药，改为制附子，能温全身之阳，并去法半夏、麦芽，改陈皮、香附、豆蔻等健脾消气，并加藿香 10g，取其祛湿醒脾之意，改善大便烂。三诊时患者一般情况较前明显好转，但腹胀仍有，故在前方的基础上，将陈皮减量，并加一味佩兰，以芳香化湿健脾。

［案 2］李某，女，49 岁。

主诉：反复上腹胀满不适 1 年余。

现病史：患者反复上腹胀 1 年余，伴恶心、欲呕，无嗳气反酸，咽干，胃纳可，睡眠差，大便干结，2～3天1次，舌质淡红胖，苔薄白，脉细数。

中医诊断：胃痛（脾虚夹热）。

西医诊断：慢性胃炎。

功效：健脾行气清热。

处方：首乌藤30g，柿蒂20g，蒲公英20g，白术15g，茯苓15g，枳实15g，紫苏梗15g，太子参15g，佛手10g，郁金10g，法半夏10g，甘草6g。每日1剂，水煎服。

二诊：服药后上腹胀改善，仍口干口苦，无咽干，胃纳可，睡眠较前改善，大便干，每日1次，舌质淡暗胖，苔薄白，脉细。守前方去佛手、郁金，加五指毛桃30g，厚朴15g。

三诊：无腹胀及嗳气反酸，胃纳正常，大便稍干，每日1次，舌质暗胖，苔白，脉细。在守前方的基础上将五指毛桃改为党参25g。

按：本案初看似以气滞为主，当以行气消肿通便，后细分析，结合舌脉，当属脾虚夹热之证。患者上腹胀满，当属脾虚运化无力，为气机滞于中焦所致。气机停滞而生内热，热伤津液，故患者同时合并咽干，大便干结，2～3天1次，此时当以健脾行气、清热生津为主。胃为阳土，喜润恶燥，健脾理气药多偏温燥，过用则加重阳明微热，而若一味清热生津通便，又恐折伤脾阳，更损脾气，故在用药上权衡寒温并用，使温而不燥，凉而不寒。

二诊时患者腹胀改善，而以口干口苦、大便干为主症，使用五指毛桃及厚朴来补气清热，行气通便。其中，五指毛桃是岭南特色药材，又被称为南芪，具有补气而不助热之功效，适用于气虚且体质多湿热者。三诊时患者情况基本稳定，湿热情况较前减轻，故将清热的五指毛桃改为较温的党参继续补脾气。

二、胁痛

叶某，女，50岁。

主诉：上腹部胀痛半年。

现病史：患者半年前出现上腹部胀痛，进食后加重，嗳气，无反酸，恶心呕吐，胃纳差，大便稀烂不成形，每日2～3次，口淡无味，睡眠一般，舌淡暗，苔白，脉沉细弱。有胆总管结石病史。

中医诊断：胁痛（脾胃虚寒）。

西医诊断：慢性胆囊炎。

治则：健脾温中，理气止痛。

处方：理中汤加减。

党参25g，茯苓15g，白术15g，海螵蛸15g，藿香10g，砂仁（后下）10g，法半夏10g，鸡内金10g，干姜10g，吴茱萸3g，金钱草20g，炒麦芽20g，陈皮10g。3剂，每日1剂，水煎服。

二诊：服药后症状好转，仍有上腹胀痛，少许嗳气，无反酸，无恶心呕吐，胃纳尚可，大便较前成形，每日1～2次，时有心烦心悸，阵寒阵热，舌暗红胖，苔薄白，脉细。前方去海螵蛸，干姜减为5g，加石斛15g。6剂，每日1剂，水煎服。

三诊：服用上方1周后，诸症明显减轻。

按：根据主诉、一般情况及结合舌脉，患者属脾胃虚弱容易辨别，但辨证的关键在于"寒"，中阳不足，寒湿内生。人之味觉与脾胃相关，中阳不足，运化功能失常，故见口淡无味；寒湿内生，气机失常，胃气上逆，故见恶心呕吐；大便烂、不成形、次数多，皆为脾胃阳虚不能运化水谷，清浊不分而并走于下；气结于中，则痞满不舒。因此，本案首诊中以理中汤为基础方，加藿香、砂仁、陈皮行气化湿，茯苓健脾淡渗利湿，鸡内金、麦芽消食开胃，少佐吴茱萸散寒止痛，降逆止呕。同时，结合患者既往有胆结石病史，考虑局部有形之实邪阻滞，予鸡内金配合金钱草利胆排石。

　　二诊患者症状好转，出现心烦心悸，有阵寒阵热感，考虑患者处于更年期，阴液不足，故在前方的基础上减少干姜用量，防温燥再伤阴液，且加石斛生津清热。

刘强

精细辨证，气血为本

医家简介

刘强，男，1974 年出生；医学博士，主任中医师，硕士研究生导师，湛江市名中医，第三批全国优秀中医临床人才，第三批广东省名中医传承项目导师，第四批全国老中医药专家学术经验继承工作继承人，广东省中西医结合学会常务理事和心血管专业委员会常务委员，广东省中医药学会心血管专业委员会常务委员和肿瘤专业委员会委员。

刘强长期在西医综合医院中医科从事中医大内科工作，对心血管疾病、肿瘤、糖尿病、失眠、湿热病等的治疗效果显著；其在国内率先开展斑马鱼慢性心衰心气虚病证动物模型研究，先后承担并完成国家自然科学基金项目 3 项、广东省科技计划项目 1 项，发表学术论文 10 余篇。

临床特色

刘强崇尚精细辨证，如脾气虚，虚到什么程度，该用多重的健脾补气药，是否兼有肝郁、气滞、湿阻、郁热等，兼证有多重，辨证越精细，遣方选药针对性就越强，丝丝相扣，因势利导，疗效自然显著。

刘强用药轻清灵动。其深受叶天士和王孟英学术思想影响，知重剂猛药、呆补腻补容易伤脾伤身，而且药物不能被充分吸收利用，甚则助纣为虐，更伤身体，事与愿违。而轻清灵动之剂吸收快，利用度高，不伤肠胃，常有事半功倍、轻可去实之喜。

刘强重视气血是立命之本，六淫、七情、劳逸等病因，八纲、脏腑、经络等辨证，草木、虫兽、介壳等药物，针灸、推拿、拔罐等疗法，落实到人身上就是气血二字。气血和调，自然可颐养天年；气血逆乱，则百病丛生。

方药体悟

一、单味药

1. 苍术

性味归经：辛、苦，温；归脾、胃、肝经。

体悟：苍术有"胃动力"之称，是平胃散、越鞠丸、二妙丸等方剂的主药，常用于胃肠胀气、关节肿痛、头重如裹、胸脘痞闷等症状，通过配伍可祛除三焦湿邪。湛江市湿热病高发，常用清热利湿方药，但长期大量使用后，容易损伤脾胃，若配伍苍术、藿香等辛香燥湿药，则可避免清热利湿药损伤脾胃的弊端。苍术临床常用剂量为 10 ～ 15g，剂量过大有温燥伤阴之弊。

2. 白芍

性味归经：苦、酸，微寒；归肝、脾经。

体悟：白芍是桂枝汤、芍药甘草汤、真武汤、麻子仁丸、桂枝芍药知母汤、当归芍药散等方剂的主药，是经方常用药物。彭子益和曹颖甫对其有独特论述。刘强常用白芍 30g 润肠通便、活血通络、养血柔肝止痛、通利关节，用于便秘、肝血虚、下肢静脉血行不畅、腹痛、痹证等。

3. 毛冬青

性味归经：微苦、甘，平；归肺、肝、大肠经。

体悟：汲取前辈的临床经验，刘强常用本品凉血活血通络之效，与当归、红花等辛温活血药物配伍使用，避免温燥伤阴，可用于治疗冠心病、糖尿病、下肢动脉闭塞症、风湿热痹证、感冒咽痛、疮疖肿毒等。本品常规用量 30g，无苦寒伤胃之弊。对于下肢痹痛者，依据寒热情况，本品常配伍金银花藤、桑枝、桂枝、白芍、威灵仙、徐长卿、海风藤、宽筋藤等，效果满意。

4. 白茅根

性味归经：甘，寒；归肺、胃、膀胱经。

体悟：临床常用本品凉血活血、止血利尿的作用，治疗高血压、冠心病、慢性心衰、感冒咽痛、关节肿痛、湿热病等。其常规用量 10 ～ 30g，有利尿不伤阴的特点，常配伍毛冬青、益母草、当归尾、白花蛇舌草、萆薢等。刘强常配伍浙贝母、玄参、桔梗、板蓝根，用于治疗咽喉肿痛，效果满意。慢性心衰者，常用白茅根、萆薢等，以活血利尿消肿，减轻心脏前负荷。

5. 青蒿

性味归经：苦、辛，寒；归肝、胆、肾经。

体悟：青蒿性寒辛香，透散外邪力强，可使表邪透达外散。刘强用其治疗小儿外感发热效果显著，常与荆芥、羌活、苏叶、麻黄、桂枝、白芷、藿香等辛温药配伍，也可与柴胡、葛根、桑叶、菊花、薄荷、浮萍等辛凉药配伍，故风寒、风热外感高热者皆可使用。小儿常用剂量 5 ～ 20g，以透散表邪而无温燥伤阴之弊。

6. 全蝎

性味归经：辛，平，有毒；归肝经。

体悟：刘强常用全蝎 3 ～ 5g，治疗顽固性头痛、难治性咳嗽、肿瘤疼痛、面瘫、胃肠挛痛、顽固性痹证等顽疾，效果比较满意。蜈蚣、地龙与全蝎常配伍使用，三药搭配，通络止痛力增强，不温不寒，适用于各类肿瘤痛症。感冒后 1 个月仍咽痒、干咳无痰，可配伍蝉蜕、地龙、紫菀、款冬花、乌梅等祛风止痉、敛肺止咳，常有满意效果。

7. 水蛭

性味归经：咸、苦，平，有毒；归肝经。

体悟：水蛭常用于瘀血顽疾重症。刘强常用其治疗脑卒中、肿瘤瘀血证及下肢动静脉不畅、顽固性头痛、痛经等。本品常与毛冬青、益母草、赤芍等辛凉活血药配伍，治疗瘀久化热病证；配伍当归尾、红花、羌活等辛温活血通络药，治疗瘀血寒证。本品常用剂量3～10g；孕妇禁用。

8. 地龙

性味归经：咸，寒；归肝、脾、膀胱经。

体悟：刘强常用本品治疗脑卒中、肿瘤、下肢动静脉不畅、顽固性头痛、痛经等属热证者。本品常用3～10g，配伍于红花、当归等辛温活血通络药之中，避免温燥活血伤阴。本品大剂量虽有滑肠通便之弊，但也可用于难治性便秘，如脑卒中伴有发热神昏、便秘者；对痉挛性咳嗽气喘患者，常配伍全蝎、苏子、桔梗、杏仁等获效。

二、验方

1. 慢性心衰方

组成：丹参10g，党参10g，黄芪20g，苍术10g，桂枝10g，茯苓15g，泽泻10g，萆薢10g，当归尾8g，白芍10g，川芎10g，厚朴10g，瓜蒌皮10g，薤白10g，甘草6g。

功效：补益心脾，化痰通络。

主治：适合气虚血瘀痰阻患者。

2. 糖尿病方

组成：藿香10g，苍术10g，厚朴10g，黄连10g，玄参10g，茵陈蒿10g，金钱草10g，土茯苓10g，玉米须10g，麦芽10g，山楂10g，甘草6g。

功效：清热利湿。

主治：适合湿热型糖尿病患者。

3. 小儿外感风寒高热方

组成：生麻黄4g，生石膏15g，杏仁6g，甘草6g，大青叶8g，苏叶6g，荆芥8g，羌活6g，青蒿6g，鱼腥草10g，桔梗 6g，大黄 4g。

功效：辛凉解表，清肺泄热。

主治：适合寒包火型外感风寒高热者。

4. 小儿外感风热高热方

组成：金银花 8g，鱼腥草 10g，青天葵 8g，苏叶 6g，板蓝根 10g，青蒿 8g，桑叶 8g，菊花 8g，桔梗 6g，杏仁 6g，牛蒡子 8g，甘草 6g，连翘 8g，荆芥 8g。

功效：疏风清热。

主治：适合外感风热高热者。

5. 失眠方

组成：柴胡 10g，黄芩 10g，白芍 10g，丹参 10g，香附 10g，川楝子 6g，首乌藤 10g，合欢皮 10g，酸枣仁 10g，石菖蒲 10g，郁金 10g，珍珠母 15g，炙甘草 6g。

功效：补血，养心，安神。

主治：适用于心肝血虚火旺型失眠。

6. 感冒后咳嗽方

组成：前胡 10g，枇杷叶 10g，桔梗 10g，苏梗 10g，杏仁 10g，瓜蒌皮 10g，苇茎 10g，蝉蜕 10g，木蝴蝶 10g，鱼腥草 10g，青天葵 10g，牛蒡子 10g，甘草 6g。

功效：疏风清热，宣肺止咳。

主治：适合感冒后咽痒痰少的咳嗽。

7. 高血压方

组成：桑叶 15g，菊花 10g，天麻 10g，钩藤 10g，石菖蒲 10g，郁金 10g，远志 6g，柴胡 10g，黄芩 10g，丹参 10g，白芍 10g，川楝子 10g，豨莶草 10g，甘草 6g。

功效：疏肝理气解郁。

主治：适合肝气郁结型高血压患者。

8. 房颤方

组成：丹参 10g，川芎 10g，红花 6g，丝瓜络 10g，毛冬青 10g，当归 10g，党参 20g，红景天 10g，黄芪 15g，白术

10g，两面针 10g，桑枝 10g，桂枝 10g，甘草 6g。

功效：补气，活血，化瘀。

主治：适合气虚血瘀型房颤。

典型案例

一、心痹心衰

蔡某，女，45 岁。

主诉：心悸、气促 8 年。

现病史：患者 8 年前患风心病（二尖瓣狭窄合并主动脉关闭不全），心衰 3 级，因家庭经济困难，无力承担手术费用，只能药物保守治疗，长期服用地高辛、速尿片等药物。现求中医诊治。来诊时见全身皮肤黧黑，言语细弱，倦怠乏力，动作迟缓，双下肢轻度凹陷性水肿，时有心悸、气促，活动后明显加重，胃纳一般，小便短少（可能与不敢饮水和长期用利尿药有关），大便干结，两三日一行，夜眠较差，舌红瘦，苔薄白，脉细数。心脏 B 超示二尖瓣狭窄（中重度）合并主动脉关闭不全（中度反流）。

中医诊断：心痹心衰（心气阴两虚，水瘀互结）。

西医诊断：二尖瓣狭窄（中重度）合并主动脉关闭不全（中度反流）。

治则：益气养阴，温阳利水。

处方：生脉饮合苓桂术甘汤加减。

党参 15g，麦冬 30g，北五味子 10g，白术 30g，毛冬青 30g，茯苓 30g，川芎 10g，白芍 30g，桂枝 10g，丹参 30g，萆薢 20g，益母草 30g，甘草 6g。5 剂，每日 1 剂，水煎服。

患者服药后，症状明显缓解。其后病情常有反复，随证加减，逐渐好转。

按：本案患者辨证为心气阴两虚，水瘀互结。因长期服用强心利尿药，导致阴虚明显。用生脉饮以益气养阴，用苓桂术甘汤以温阳利水，加毛冬青、萆薢、丹参、益母草、白芍、川芎等加强活血利水功效。本方强调利水不耗气伤阴，重用麦冬、丹参、白芍以育阴养血，使尿有来源，从而增强利尿效果。本病为器质性病变，中医药可以缓解症状，延缓病情发展，但预后仍然较差，远期疗效欠佳。

中医药防治慢性心衰效果显著，常用益气、温阳、活血、养阴、安神、通络等治法综合调治。益气是治疗慢性心衰的常用治法。黄芪、党参、红参、高丽参、西洋参是常用益气药，使用时建议结合湛江地区患者体质和病情，适当配伍行气、降火、养阴等药物，避免因补气壅滞出现"壮火食气"或"虚不受补"现象，建议可选用优质红参切片后，早晨空腹嚼服2～3片，每周3～5次，长期间断服用有较好的补气温阳效果；也可以2～3片红参和6粒葡萄干一起早晨空腹嚼服，有益气养阴的效果，也可以避免单用红参过于温燥而出现上火现象。心衰患者常用强心利尿类中西药，容易损伤人体阴津，故建议重视养阴生津，可用沙参、麦冬、丹参、白芍等药物。在西药利尿效果欠佳时，及时使用生脉饮、参麦注射液等养阴生津中药，可增强利尿效果。气虚血瘀水停是慢性心衰的基本病机，活血利水常用益母草30g，毛冬青30g，水蛭3～10g，萆薢30g等配伍使用，有祛瘀不伤正的效果。

二、风眩

苏某，男，67岁。

主诉：自觉疲乏、头晕20年，加重3个月。

现病史：患者患高血压病20年，长期口服西药降压（拜新同、安博维、博苏各1粒，早晨8点左右服用），效果基本满意。近3个月来，自觉疲乏、头晕，血压波动比较大，要求中药配合治疗。就诊时见面有倦容，言语低微，四肢乏力，劳累后常有头晕、心悸，胃纳可，二便尚调，夜眠一般，舌淡，苔薄白，脉沉弱。血压一般在 130 ～ 160/80 ～ 90mmHg 之间波动，以下午和早晨血压较高。心电图检查正常。

中医诊断：风眩（气血亏虚，心神失养）。

西医诊断：高血压病。

治则：益气补血，养心安神。

处方：八珍汤加减。

党参 15g，白术 15g，茯苓 20g，黄芪 10g，熟地黄 10g，当归 10g，白芍 15g，川芎 10g，丹参 20g，酸枣仁 20g，炙甘草 8g。5 剂，每日 1 剂，水煎服。

嘱适度增加体育锻炼；建议安博维中午服用，拜新同晚饭后服用，避免下午和早晨血压升高。服药后症状缓解，其后随证加减，血压基本平稳。

按：本案患者辨证为气血亏虚，心神失养。方以八珍汤益气补血，加用小剂量黄芪配合党参、白术增强补气效果；加用酸枣仁、丹参养心安神，减轻头晕，而且酸甘化阴，养肝藏血，有助于控制血压波动。3 种降压药虽然都是长效制剂，仍建议错开服药时间，也有助于控制下午和早晨血压升高的幅度。中西药物结合治疗高血压病效果显著，患者依存性较好。

降压西药在使用中，建议小剂量 2 ～ 3 种不同靶点药物联合使用，有增强疗效、减少不良反应的效果。重视药物的起效时间和体内代谢情况，合理安排早、中、晚服药的种类，减少血压大幅度波动对心、脑、肾等重要器官的损害。

现代药理研究表明，罗布麻、菊花、决明子、杜仲、豨莶草等有降压效果，但是脱离中医辨证论治往往难以取得满意疗效。而在中医辨证论治的基础上结合现代中药药理研究成果，往往能取得满意的降压效果，可见中医辨证论治是中医药取效的关键环节。

中医学认为血压升高是人体气血阴阳和脏腑功能失常的一种表现，中医药重点调节失常的气血阴阳和脏腑功能。气血阴阳和脏腑功能协调平衡，血压自然会逐渐恢复正常。这是中医辨证论治治疗高血压病取效的理论基础。因此，对于单纯气虚和阳虚人群，温阳益气中药一般不会导致血压升高，有是证用是药，往往会取得意想不到的效果。

三、风眩、月经不调

李某，女，43岁。

主诉：月经量逐渐减少近1年。

现病史：患者高血压病5年，一直规律口服西药降压（络活喜1粒，早晨8点左右服用），血压可控制在正常范围。近1年来，患者发现月经量逐渐减少，颜色紫暗，经前3天左右有少许腰部酸胀和下腹部坠痛，怀疑自己有绝经倾向，血压常因情绪急躁和失眠而升高，最高可达160/100mmHg。因患者不愿加服降压药，遂来中医科就医。诊时见形体消瘦，情绪较为急躁，胃纳一般，大便较干结，1～2天一行，小便黄短，夜眠差，以入睡困难和半夜醒后难以入睡为主，舌质红而瘦薄，苔少，脉细略数。

中医诊断：风眩；月经不调（肝肾阴虚，肝郁化火）。

西医诊断：高血压病；月经失调。

治则：滋补肝肾，解郁泻火。

处方：丹栀逍遥散加减。

柴胡10g，黄芩10g，牡丹皮15g，栀子10g，熟地黄15g，生地黄15g，当归10g，白芍30g，丹参20g，酸枣仁30g，首乌藤30g，川楝子10g，香附10g，甘草6g，毛冬青20g，益母草30g。5剂，每日1剂，水煎服。

患者服药后情绪舒缓，夜眠改善。其后随证加减治疗3个月，月经量略有增多，经前期不适减少，血压也基本控制在正常范围。

按：本案患者血压升高与情绪急躁、夜眠质量差、怀疑自己绝经而焦虑有关。西医建议增加一种西药加强降压效果，患者不愿意而来寻求中医治疗。中医治疗主要针对患者血压增高的诱因和体质情况进行调理。方药以丹栀逍遥散治疗肝郁化火，加用生地黄、熟地黄滋补肝肾，滋水涵木；加用丹参、酸枣仁和首乌藤养心安神，改善睡眠质量；用川楝子、香附加强疏肝理气；毛冬青和益母草活血通络，使月经量增多。全方补而不滞，扶正不忘祛邪。效果显著。祛除了血压升高的诱因后，患者血压自然逐渐平稳正常，体现了中医辨证论治、全身综合调理的诊疗思想。刘强认为，血压升高往往只是冰山露出水面的一部分，通过审证求因，探究血压升高的诱因和病因，针对病因和诱因进行辨证论治往往有较好疗效。病因和诱因不明确者，可以尝试从患者体质类型、生活方式等角度进行辨证论治。

四、胸痹、风眩

卫某，男，53 岁。

主诉：反复胸闷、头晕伴心悸 3 年，加重半年。

现病史：患者 3 年前因冠心病行心脏介入术（前降支和左回旋支各放置 1 个支架），后长期服用波立维、拜阿司匹林、博苏等药物控制病情。患者高血压病 2 级，长期服用安博维和拜新同降压治疗，血压可控制在正常范围。近半年来，患者常于劳累或情绪激动后诱发短暂心绞痛，含服硝酸甘油或速效救心丸可缓解，希望接受中医药治疗。就诊时见面色无华，动作较为迟缓，时有胸前区闷痛，与劳累或情绪激动有关，胃纳可，二便正常，夜眠一般，舌淡暗红，苔薄白，脉沉弱。

中医诊断：胸痹；风眩（气虚血瘀）。

西医诊断：冠心病介入术后。

治则：补益心脾，化瘀通络。

处方：圣愈汤加减。

党参 15g，白术 15g，黄芪 15g，熟地黄 12g，当归 12g，川芎 10g，丹参 30g，赤芍 20g，水蛭 5g，甘草 8g，毛冬青

30g，白茅根 20g。5 剂，每日 1 剂，水煎服。

患者服药后心绞痛发作减少，体力改善明显，嘱逐渐加强体育锻炼。其后随证加减治疗半年余，生活基本恢复正常。

按：本案患者的核心病机为气虚血瘀，气虚为本，血瘀为标，重在补益心脾。圣愈汤加丹参补益气血，气血旺盛，循环无碍，则胸痹可愈。配合水蛭、毛冬青和白茅根，增强活血化瘀、通络止痛的效果。本案补益气血是核心，不可受西医影响一味地活血化瘀。

随着心脏介入术逐渐普及，心脏介入术后的中医药治疗逐渐受到关注。刘强有以下几点体会：①在心肌缺血再灌注损伤的处理方面，活血凉血、清热消肿中药常能起到良好效果，常用丹参、益母草、毛冬青、路路通、赤芍、生地黄、水蛭、萆薢等药物配伍使用。②支架再狭窄进程，是评估心脏介入术后远期疗效的重要指标，活血化瘀、疏肝理气和软坚散结中药的配伍应用常有良好疗效，常用丹参、水蛭、红花、川芎、川楝子、香附、白芷、浙贝母、夏枯草、小剂量玄明粉（1 ～ 3g）等药物配伍使用。③加强侧支循环建立，是中医药治疗冠心病远期疗效的基础。益气养阴、补血活血、温阳通络中药的配伍应用常有良好疗效，常用丹参、黄芪、红花、川芎、当归尾、路路通、红景天、全蝎、僵蚕、桂枝、羌活、丝瓜络等药物配伍使用。

五、心悸

黄某，男，46 岁。

主诉：心悸、胸闷 1 年。

现病史：患者长期饮酒、抽烟、熬夜，1 年前无明显诱因出现心悸、胸闷，到医院行心电图检查发现心房纤颤，口服可达龙、稳心颗粒后心悸胸闷明显减轻。就诊时见心悸胸闷时有发生，与熬夜、劳累有关，胃纳一般，二便尚调，夜眠较差，以入睡困难为主，舌淡暗红，苔薄白，脉促。患者有高血压、高血脂病史，规律服药治疗；目前已经戒酒，抽烟量减少一半（每日 1 包），时有熬夜。

中医诊断：心悸（气阴两虚，瘀血阻络）。

西医诊断：心房纤颤。

治则：益气养阴，活血通络。

处方：生脉散合血府逐瘀汤加减。

党参 20g，丹参 30g，麦冬 20g，北五味子 10g，枳壳 10g，土鳖虫 10g，柴胡 10g，桃仁 10g，红花 6g，当归 15g，川芎 10g，赤芍 15g，牛膝 15g，桔梗 10g，僵蚕 10g，水蛭 5g，甘草 8g。5 剂，每日 1 剂，水煎服。

患者服药后心悸胸闷减少，舌质暗红有所改善，嘱适度体育锻炼，减少抽烟、熬夜，清淡饮食。其后随证加减治疗半年余，生活基本恢复正常。

按：中医学认为，房颤的发生与心肌缺少气血的濡养有关。本案患者为气阴两虚，瘀血阻络，用生脉散加丹参以益气养阴，血府逐瘀汤活血化瘀，加用土鳖虫、僵蚕和水蛭虫类药以活血祛痰通络。配合体育锻炼，减少抽烟、熬夜，清淡饮食，患者病情很快得到缓解。

中医药防治房颤的重点是关注心室率控制和减少血栓形成，刘强有以下几点体会：①房颤的发生多因心肌缺少气血濡养所致，常用辛甘化阳、酸甘化阴药物配伍使用，如桂枝、红景天、炙甘草、红参、川芎、麦冬、赤芍、白芍、酸枣仁、北五味子、乌梅等，常能有良好效果。②养阴活血通络药物可以减少血栓形成，如沙参、生地黄、麦冬、玄参、毛冬青、益母草、路路通、赤芍、白芍、全蝎、僵蚕、土鳖虫、地龙等。③对于射频消融术后，可用活血凉血、清热消肿中药，常用丹参、牡丹皮、白茅根、益母草、毛冬青、路路通、赤芍、白芍、水蛭、萆薢等药物配伍使用。

六、消渴

[案1] 陶某，女，58岁。

主诉：自觉全身肿胀乏力15年。

现病史：患者于15年前发现血糖升高，服药治疗血糖控制不理想，与劳累和饮食关系明显，平时自觉全身肿胀乏力，故寻求中医治疗。患者就诊时见肤白虚胖，倦怠面容，全身乏力，行动迟缓，双下肢轻度凹陷性水肿，胃纳一般，时有胃肠胀气，二便尚调，夜眠可，舌淡有齿痕，苔薄白，脉沉弱。

中医诊断：消渴（阳虚水泛）。

西医诊断：糖尿病。

治则：温阳利水。

处方：真武汤合五苓散加减。

熟附子10g，黄芪10g，白术20g，苍术10g，白芍15g，小茴香8g，生姜10g，毛冬青20g，桂枝10g，泽泻15g，川芎10g，白茅根15g，威灵仙10g，乌药10g，甘草8g，茯苓30g。5剂，每日1剂，水煎服。

患者服药后，双下肢水肿和胃肠胀气减轻，自觉行动轻快。其后间断随证加减治疗半年余，生活质量改善，减重5kg，血糖基本控制在正常范围内。

按：血糖升高与血压升高一样，都是人体阴阳气血或脏腑功能失常的表现之一，宜审证求因，针对病因、诱因、体质或生活方式等进行辨证论治。本案患者就诊时以阳虚水泛为主，选用真武汤合五苓散加小茴香、乌药以温阳利水，加用川芎、白茅根、毛冬青、威灵仙以行气活血、利水通络。阳虚水泛纠正，则双下肢水肿和胃肠胀气减轻，血糖更容易控制。

中医药防治糖尿病的重点关注在血糖波动情况和并发症情况，刘强有如下几点体会：① 在控制血糖波动情况方面，中医建议从饮食、运动、情绪、睡眠和药物等方面综合调理。饮食和运动是控制血糖的基础，建议患者购买糖尿病科普书籍阅读，提高依存性。情绪和睡眠是血糖波动的重要因素，患者要保持良好的心态和充足睡眠，必要时可通过口服药物辅助。降糖药和胰岛素的合理应用是关键，让患者和家属学会依据血糖或糖化血红蛋白及时调整药物用量，避免血糖大幅度波动，出现高血糖和低血糖现象。②并发症情况直接关系到糖尿病的预后和转归。保持血糖稳定，是控制并发症的基础。保持良好的饮食、起居等生活习惯也至关重要，避免高温泡脚、皮肤破损（尤其是手足皮肤）、情绪激动、熬夜、酗酒等，保持良好的饮食结构、排便习惯及运动适度、合理用眼等，这些生活细节都十分重要。③西药降糖效果明确，中药调理气血阴阳平衡，两者结合，优势互补，在控制血糖波动和并发症发生或加重方面，有良好的协同作用。在中医辨证论治的基础上结合现代中药药理研究成果，往往能取得满意的降糖效果，有效减少并发症的发生或加重。

［案2］莫某，男，45岁。

主诉：食欲旺盛，常有饥饿感8年余。

现病史：患者患糖尿病8年余，服药治疗血糖控制不理想，与熬夜和饮食控制关系密切，经朋友推荐前来就医。患者就诊时见面色晦暗，食欲旺盛，常有饥饿感，饮食控制不严格，大便黏滞，小便黄臭，夜眠较差，舌质偏红，苔黄腻，脉濡略数。

中医诊断：消渴（中焦湿热）。

西医诊断：糖尿病。

治则：清热利湿。

处方：半夏泻心汤合平胃散加减。

黄连20g，黄芩10g，藿香10g，苍术10g，茵陈蒿20g，金钱草20g，陈皮10g，半夏10g，荷叶10g，槟榔10g，甘草8g，厚朴10g，玉米须10g。5剂，每日1剂，水煎服。

患者服药后食欲减退，大便改善，血糖控制在正常范围。其后间断随证加减治疗2年余，疗效较理想。

按：湛江是海滨城市，属岭南地区，湿热病高发，湿热型糖尿病比较常见。针对中焦湿热，刘强用辛开苦降之半夏泻心汤合平胃散加藿香、茵陈蒿、金钱草，以分消湿热，配合玉米须、荷叶、槟榔清热利湿，消滞降糖，临床疗效显著；重用黄连则是借鉴全小林教授重用黄连降血糖的经验。

七、右乳腺癌术后

黄某，女，42岁。

主诉：右上肢肿胀发硬2年。

现病史：患者2年前确诊为三阴型乳腺癌（雌激素受体、孕激素受体、原癌基因Her-2均为阴性），遂进行手术治疗。因本病预后较差，故来中医科进一步诊治。患者就诊时见面色晦暗，情绪低落，食欲不振，右上肢肿胀发硬，活动欠灵活，二便尚调，夜眠较差，舌淡暗红，苔薄白，左脉弦，右脉沉细。

中医辨证：肝气郁结，痰瘀阻络。

治则：疏肝解郁，化瘀通络。

处方：柴胡疏肝散加减。

柴胡10g，黄芩10g，川芎10g，香附10g，枳壳10g，白芍20g，陈皮10g，半夏10g，萆薢20g，苍术10g，水蛭5g，地龙10g，桂枝10g，甘草8g，毛冬青30g，当归尾15g。5剂，每日1剂，水煎服。

右上肢温针灸、刺络拔罐配合治疗。

治疗后患者右上肢肿胀减轻，食欲和情绪有所改善。其后一直间断治疗。右上肢肿胀常因提拿重物或劳累加重，针灸和中药配合治疗可缓解。

按：乳腺癌术中淋巴结清扫常常会导致患侧上肢淋巴回流障碍，出现上肢肿胀发硬，严重时肿如小腿，硬如岩石，临床处理较为棘手，早期预防是关键。本例患者术后出现上肢肿胀发硬后及时就医，中医用虫类和活血利水药物，配合温针灸、刺络拔罐，针药结合，效果较为满意，但远期预后仍欠佳。

八、膀胱癌术后

朱某，男，73岁。

主诉：膀胱癌术后贫血1年。

现病史：患者膀胱癌术后1年，现因贫血来中医科就医。患者就诊时见面色苍白，四肢不温，步履迟缓，语声低微，少气懒言，食欲不振，大便量少干结，2～3天一行，小便黄短，夜眠一般，舌淡，苔白，脉细弱。血常规检查：红细胞$2.8×10^{12}$/L，血红蛋白88g/L，白细胞$3×10^9$/L，其余基本正常。

中医辨证：气血亏虚。

治则：益气养血。

处方：十全大补汤加减。

党参15g，黄芪10g，白术10g，熟地黄10g，当归10g，白芍20g，川芎10g，黄精20g，杏仁15g，陈皮10g，桂枝10g，藿香10g，苏梗10g，甘草8g，瓜蒌仁15g。5剂，每日1剂，水煎服。

服药后，患者精神、体力和食欲都有所改善。调治1个月后，血常规基本恢复正常。嘱间断口服中药巩固治疗。另自购优质红参切片，晨起嚼服3片，以补气生血，益气温阳。

按：本例患者年老体弱，术后贫血严重，恢复缓慢。中药以轻剂十全大补汤益气补血，加用陈皮、藿香、苏梗、瓜蒌仁、黄精以行气开胃、润肠通便。全方补而不滞不腻，效果显著。患者体弱不堪重补，宜轻补缓图，慢慢取效。若求速效、显效而用重剂大补，常再伤脾胃，致运化失职，中焦郁阻，气血化生无源，陷入愈补愈弱之尴尬境地。

倡导多学科协作综合防治肿瘤是当前主流趋势，中医药防治肿瘤与手术、放化疗、靶向治疗等有协同效应，具有全程参与、增效减毒、培元固本等优势，刘强有以下几体会：①中医药防治肿瘤重在整体治疗，建议在中医辨证论治的基础上结合现代中药肿瘤药理研究成果综合调理人体气血阴阳和脏腑功能，调动全身机能，达到抗癌消瘤、扶正固本的效果。②扶正和祛邪是中医防治肿瘤的大法。扶正重在益气、温阳、滋阴、养血、填精、生津、养神等增补机体阴阳、气血、津液、精神等物质基础，增强脏腑、经络、肢体、官窍等的机能。祛邪则重在抗癌、消瘤、祛瘀、化痰、祛湿、泄浊、清热、散寒、通络等祛除病邪。扶正有助于祛邪，祛邪有助于扶正。扶正是中医防治肿瘤的优势和特色。③临床实践中，建议密切动态观察患者服药后的反应情况，逐步调整方药剂量，从而提高疗效，减少不良反应，以期达到"扶正不恋邪，祛邪不伤正"的境界。

九、肝癌介入术后

黄某，男，56 岁。

主诉：肝癌介入术后 5 年。

现病史：5 年前，患者因肝癌首次进行介入术，后来平均每 1～2 年复发 1 次，连续接受 3 次介入手术。现寻求中医药治疗，希望减少复发。患者就诊时见面色苍黄，内向寡言，肝区不适，时有胃肠胀气，胃纳一般，大便量少干结，2～3 天一行，小便黄，夜眠一般，舌暗红，苔薄黄腻，脉弦。

中医辨证：肝郁脾虚，湿热郁阻。

治则：疏肝健脾，清热利湿。

处方：逍遥散加减。

柴胡 10g，黄芩 10g，当归 15g，白芍 20g，白术 15g，茯苓 20g，丹参 30g，陈皮 10g，苏梗 10g，茵陈蒿 20g，广金钱草 20g，土鳖虫 10g，郁金 10g，白花蛇舌草 30g，大黄 6g，甘草 8g。15 剂，每日 1 剂，水煎服。

服药后，患者肝区不适和胃肠胀气有所减轻。其后每半个月就诊 1 次，调整处方，一直坚持每日 1 剂服用中药 1 年半，复查肝脏磁共振未见复发。

按：本案肝癌患者中医治法一直以养肝柔肝、疏肝健脾、活血消癥、清热利湿为主导，攻补兼施。本案不盲目补益，也不盲目抗癌，而是依据症状、体征、检查报告、体质、生活方式等辨证论治。用逍遥散加大剂量丹参、陈皮和苏梗等养肝柔肝、疏肝健脾，加用土鳖虫、白花蛇舌草、郁金消癥活血，茵陈蒿、广金钱草、黄芩利湿退黄。本案患者依从性好，长期坚持中药治疗和间断抗乙肝病毒治疗，服药治疗1年半未见复发，基本达到预期效果。

十、外感发热

黄某，男，8岁。

主诉：发热、头痛、咽痛1天。

现病史：患儿平素体格壮实，经常咽痛，发热。1天前患儿因头痛、咽痛前来就医。家长述昨晚10时许患儿发热39.5℃，口服退热药美林半小时后热势渐退，就诊时见发热（今晨发热38℃），头痛，恶寒无汗，全身肌肉酸痛，咽痛，吞咽时明显，鼻塞，流清鼻涕，不咳嗽，胃纳差，大便干结，平素2天一行，小便黄，舌尖红，苔薄白，脉浮数。血常规：白细胞3×10^9/L，中性粒细胞70.4%，淋巴细胞22.3%，其余基本正常。

中医诊断：外感发热（风寒束表，肺热壅盛）。

西医诊断：发热查因。

治则：辛凉透邪，清肺泄热。

处方：麻杏甘石汤加减。

生麻黄8g，杏仁8g，鱼腥草15g，荆芥8g，苏叶8g，羌活8g，青蒿15g，浙贝母6g，芦根15g，牛蒡子8g，射干6g，桔梗6g，大黄5g，甘草5g，辛夷花（布包）6g，生石膏（先煎）20g。3剂，三碗半水泡半个小时，水开后5分钟即可，不复煎。药汁分2～3次趁热喝完，盖被子取汗。

患儿服 1 剂热减大半；2 剂大便通畅，热退咳减；3 剂痊愈。

按：小儿风寒束表，肺热壅盛，中医学俗称"寒包火"，可用辛凉重剂之麻杏甘石汤辛凉透邪，清肺泄热。加用荆芥、苏叶、羌活、青蒿助麻黄增强透邪之力，用辛凉之青蒿平衡荆芥、苏叶和羌活的温燥；辛夷花宣通鼻窍；咽痛明显，加用浙贝母、牛蒡子、射干、桔梗清热利咽；加用鱼腥草、芦根增强石膏清肺生津的效果；取凉膈散之意，用小剂量大黄引腑气下行，排便泄热，亦有肺与大肠相表里，釜底抽薪之意。本方实为增强版麻杏甘石汤，有宣发透邪，有肃降清肺通便，升降相因，取效快捷，临床效果显著。

刘强治疗小儿外感发热，有如下几点体会：①小儿外感发热大多与外感风热或风寒有关，临床常用银翘散和麻杏甘石汤加减治疗。发热、咽痛、咳嗽、鼻流浊涕为主症的表热明显，重在疏风清热，可用银翘散加减，酌加青蒿、柴胡、浮萍、鱼腥草、青天葵等增强辛凉退热效果，射干、浙贝母、白茅根缓解咽痛。发热、鼻流清涕、恶寒重、头痛、肌肉酸痛为主症的表寒明显，重在散寒解表，可用麻杏甘石汤加减，可酌加荆芥、羌活、白芷、苏叶等加强解表，辛夷花、苍耳子、藿香、香薷、石菖蒲等宣通鼻窍。②小儿外感发热多因体内积热诱发，与进食高热量、高蛋白、高脂肪、油炸、甜食等不健康食物，饮水少、吃蔬菜水果少、爱哭闹、夜卧不宁等生活方式有关。建议保持大便通畅，每日分 5～6 次饮用 500～1200mL 温开水，多喝蔬菜清汤如西红柿鸡蛋汤、紫菜鸡蛋汤、白萝卜丝汤、雪梨银耳汤、排骨玉米汤、蘑菇肉片汤等。③小儿发热后常服中药、西药发汗以求尽快降温。反复汗出过多容易伤津耗气，必要时可酌情用沙参、麦冬、生晒参、玉竹、雪梨、芦根、甘蔗汁等益气养阴生津。

戴兆燕

调节气机，祛痰化饮

医家简介

戴兆燕，女，1966年出生，广东省湛江市人，主任中医师；湛江市中医药学会理事会常务理事，湛江市中医药学会治未病专业委员会副主任委员，湛江市老年医学会委员会委员，湛江市中医药学会名医学术传承专业委员会常务委员，广东省中医药学会内分泌学分会委员会常务委员。

戴兆燕长期从事内科临床医疗工作，擅长中西医结合治疗老年病，尤擅治疗心脑血管病、高血压病、糖尿病，同时进行中医未病的调护。其从医30年，善于研究总结，形成了自己的学术思想和思辨特点。

戴兆燕承担省市级科研课题多项；在省级以上杂志发表论文10多篇。

临床特色

戴兆燕推崇《素问·至真要大论》和龚廷贤《寿世保元》、朱丹溪《丹溪心法·消渴》相关理论，崇尚六经辨证体系，强调辨证求因、审因论治、中西互参，在选方用药方面强调取象比类、触类旁通。

戴兆燕深谙龚廷贤处方化痰止晕之妙，于临证时凡见视物旋转、头重如裹、胸闷作恶、呕吐痰涎，或脘腹痞满、纳少神疲者，往往投之以半夏白术天麻汤而取效。

戴兆燕认为，湛江地处岭南，病多痰湿，这是因为百病皆由痰作祟。痰饮是由外感六淫，或内伤七情，或饮食所伤，使肺、脾、肾、三焦等脏腑气化功能失常，水液代谢障碍，以致水津停滞，湿聚而成的病理产物，又是一种继发性病因之一。

痰饮形成后，饮多留积于肠、胃、胸胁、腹腔及肌肤；而痰则随气机升降流行，内至脏腑，外至皮肉筋骨，无处不到，形成多种病症。

方药体悟

一、单味药

1. 半夏

性味归经：辛，温，有毒；归脾、胃、肺经。

体悟：半夏炮制后使用，称为制半夏。半夏与生姜配伍，善疗寒饮（痰）之呕吐；与黄连同用，可治痰热犯胃，胃热呕吐；与栀子配伍，可治湿热霍乱之呕吐；与大黄、枳实配伍，可治阳明腑实之呕吐；与海藻、昆布、贝母等配伍，可治瘿瘤、瘰疬、痰核；与生南星配伍同研，调醋外敷，可治痈疽未溃者。

注意：一切血证及阴虚燥咳、津伤口渴者忌服半夏，孕妇慎服半夏；半夏不宜与乌头类药材同用。

2. 白术

性味归经：苦、甘，温；归脾、胃经。

体悟：便溏用炒白术，便秘用生白术。白术配人参，二药配伍，使脾气健旺，运化复常，化生气血，则诸证自除。白术配麻黄，二药合用，发汗解表，散寒祛湿，主治湿家身烦疼。白术配桂枝，二药合用，利水渗湿，温阳化气。白术配黄芩，白术健脾除湿，黄芩坚阴清热，一苦温，一苦寒，二药合用，清热燥湿，健脾安胎。白术配枳实，二者相伍，一升清，一降浊，正合"脾宜升则健，胃宜降则和"之理，清升浊降，脾健积消，确有补不恋邪、消不伤正之妙。白术配鸡内金，二药相伍，补益与宣通并用，使中焦气化，精微四布，清升浊降，痰之根柢可以蠲除。白术配甘草，二药合用，健脾和中，调补后天之本。白术配薏苡仁，二药合用，燥渗相兼，则湿去脾健。白术配茯苓，白术健脾助运，茯苓利水从小便而去，相须为用，相得益彰，常用于治疗脾虚停湿夹饮、痞满不食、头晕目眩、小便不利、水肿诸症。白术配山药，二药合用，加强健脾益肺之力。白术配附子，二药同用，有温阳除湿作用，用治寒湿相搏。

注意：阴虚燥渴、气滞胀闷者忌服。

3. 天麻

性味归经：甘，平；归肝经。

体悟：天麻与钩藤配伍，平肝息风，兼能泄热，用于肝风内动，眩晕头痛、四肢麻木，以及皮肤瘙痒症等。天麻与半夏配伍，燥湿化痰降逆，可治痰饮上逆的眩晕头痛。天麻与川芎配伍，可活血、祛风、止痛，用于风痰头痛头晕、偏正头痛。

注意：凡见津液衰少，血虚、阴虚等，均慎用天麻。天麻与御风草根同服，有令人肠结的危险。

4. 茯苓

性味归经：甘、淡，平；归心、脾、肾经。

体悟：茯苓配半夏，可健脾利水，燥湿化痰，利水宁心；配附子，温肾利水；配桂枝，加强利水除湿作用；配泽泻，可使中焦得运，水道通调，主治一切水湿停留之证；配猪苓，协同增强利水渗湿作用；配白术，健脾除湿，是治疗脾虚湿停的常用药对；配山药，利湿而不伤阴，补脾而不留湿；配党参，增强健脾益气的功效，补而不滞；配黄芪，加强健脾益气、利水消肿的功效。

注意：阴虚而无湿热、虚寒滑精、气虚下陷者慎服。

5. 苍术

性味归经：辛、苦，温；归脾、胃、肝经。

体悟：苍术与防风配伍，共奏祛风燥湿、通络止痛之功效，用于治疗恶寒无汗、头重如裹、肢体困倦、关节酸楚等因风寒湿邪所致者。苍术与黑芝麻、猪肝、羊肝配伍，有补益肝肾明目之功效，用于治疗肝肾不足引起的青盲、雀盲。苍术与黄柏配伍，清热燥湿健脾之功效更著，且功专于下，用于治疗湿热下注引起的筋骨疼痛、足膝红肿热痛、下肢萎软无力，以及湿热带下、下部湿疮等。苍术与厚朴配伍，有健脾燥湿、行气除胀之功效，用于治疗脾虚不运，湿邪中阻，气机不畅引起的脘腹胀满、纳呆、呕恶、口淡无味、苔白而厚腻者。苍术与生石膏配伍，有清热除湿之功效，用于治疗发热、身重痛而病属湿温者。

注意：阴虚内热、气虚多汗者忌服。

6. 陈皮

性味归经：辛、苦，温；归脾、肺经。

体悟：陈皮配用半夏、茯苓，可以燥湿化痰，治痰湿不化，胸膈满闷，咳喘痰多，痰白黏稠。陈皮配用蛇胆、黄芩，可以清化痰热，治痰热咳喘。陈皮配用白术、砂仁，可以健脾理气，治脘腹胀满，食欲不振、恶心便溏。陈皮配用苍术、厚朴，可以行气燥湿，治湿困脾胃，口淡纳呆。陈皮配用生姜、神曲，治疗形寒饮冷，反胃吐泻。陈皮入食料，解鱼腥毒。

注意：气虚体燥、阴虚燥咳者慎服。

7. 桔梗

性味归经：苦、辛，平；归肺经。

体悟：桔梗配紫苏、杏仁，用于咳嗽痰多，属风寒者；配桑叶、菊花，用于咳嗽痰多，属风热者；配射干、马勃、板蓝根等，以清热解毒利咽；配鱼腥草、冬瓜仁等，以加强清肺排脓之效。

注意：凡气机上逆，呕吐、呛咳、眩晕，以及阴虚火旺咳血等不宜用。

8. 泽泻

性味归经：甘、淡，寒；归肾、膀胱经。

体悟：泽泻配白术，治心下有支饮，其人苦眩冒者，亦治水泻小便短少者；与茯苓、猪苓、桂枝等配用，如五苓散可治疗水湿停蓄之小便不利、水肿；与厚朴、苍术、陈皮等配伍，如胃苓汤可治脾胃伤冷，水谷不分，泄泻不止。

注意：肾虚精滑者忌服。

9. 皂角刺

性味归经：辛，温，有小毒；归肺、大肠、肝经。

体悟：皂角刺配麻黄，治咳喘胸闷、痰黏难出；配细辛研末，用于卒然昏迷、口噤不开，吹鼻取嚏；配穿山甲，用于拔毒搜风，消肿排脓；配乳香，用于产后乳积，壅滞不行，郁久成毒，结于乳房；配香附，治女子肝气不舒之经行腹痛、月经后期、经行不畅。

注意：凡痈疽已溃不宜服，孕妇亦忌之。

10. 茵陈蒿

性味归经：苦，微寒；归脾、胃、肝、胆经。

体悟：茵陈蒿为治脾胃二家湿热之专药，配茯苓、猪苓，用于黄疸湿重于热者；配栀子、黄柏、大黄，用于身目发黄、小便短赤之阳黄证；配附子、干姜，用于脾胃寒湿郁滞，阳气不得宣运之阴黄；配黄柏、苦参、蛇床子、地肤子，用于湿温、湿疹、湿疮。

注意：非因湿热引起的发黄忌用。

二、验方

1. 抑木健脾汤

组成：制半夏15g，白术10g，天麻15g，甘草5g，茯苓10g，陈皮15g。

功效：化痰止晕，健脾和胃。

主治：眩晕、头痛等见痰湿内扰证。

2. 利水振火方

组成：茯苓12g，桂枝9g，白术12g，甘草6g，猪苓12g，泽泻12g，生姜皮12g，冬瓜皮12g，陈皮12g，大腹皮

12g。

　　功效：化气行水，振奋心阳。

　　主治：水饮凌心所致的胸痹、喘证。

典型案例

一、眩晕

　　［案1］陈某，女，45岁。

　　主诉：视物旋转1周。

　　现病史：患者1周前出现视物旋转，头重如裹，头痛烦闷，咳痰稠黏，恶心吐逆，身重肢冷，不得安卧，便溏，舌苔白腻，脉弦滑。

　　中医诊断：眩晕（痰湿内阻）。

　　西医诊断：梅尼埃病。

　　治则：燥湿化痰，健脾息风。

　　处方：制半夏15g，天麻20g，茯苓30g，白术15g，苍术15g，陈皮12g，甘草6g。每日1剂，水煎服。

　　按：方中以制半夏燥湿化痰，降逆止呕，天麻平肝息风止眩晕，为君药；茯苓健脾渗湿安神，为臣药；白术、苍术、陈皮运脾燥湿，为佐药；甘草调和诸药，为使药。诸药相伍，共奏燥湿化痰、健脾息风之功。

　　［案2］陈某，男，75岁。

　　主诉：反复头晕10年，加重7天。

　　现病史：患者反复头晕10年，近7天加重，晨起头晕甚，头位改变后头晕加重，有头重脚轻感，无明显天旋地转感，无眼花耳鸣，偶胸闷心悸，胃纳可，睡眠一般，大小便正常，舌暗红，苔薄黄，脉弦涩。患者有高血压病史10年。

　　中医诊断：眩晕（脾虚痰瘀内阻）。

西医诊断：高血压病。

治则：健脾化痰，活血化瘀。

处方：天麻 50g，茯苓 50g，白术 15g，姜半夏 15g，陈皮 10g，茵陈蒿 15g，泽泻 15g，牡蛎 30g，代赭石 15g，石菖蒲 15g，丹参 15g，赤芍 15g，首乌藤 15g，甘草 6g。每日 1 剂，水煎服。

按：方中天麻平肝息风而止眩，为君药；白术、茯苓健脾祛湿，半夏燥湿化痰，为臣药；佐以陈皮理气化痰，茵陈蒿清热利湿，泽泻利水渗湿，牡蛎敛阴潜阳，代赭石平肝潜阳，石菖蒲开窍豁痰，丹参、赤芍活血化瘀，首乌藤养血安神；甘草调和诸药，为使药。诸药合用，共奏健脾化痰、活血化瘀之效。

[案 3] 苏某，女，69 岁。

主诉：反复颈项酸痛 2 年余，加重 1 周。

现病史：患者反复颈项酸痛 2 年余，近 1 周加重，伴头晕，呈天旋地转样，颈项酸痛，无头痛，胃纳可，睡眠差，大便稀，小便正常，舌红，苔白腻，脉滑。

中医诊断：眩晕（脾虚湿困）。

西医诊断：颈椎病。

治则：理气健脾，祛湿通络。

处方：茯苓 50g，天麻 50g，姜半夏 20g，白术 15g，陈皮 15g，钩藤 20g，泽泻 15g，白芷 20g，三七 12g，川芎 12g，丹参 15g，首乌藤 20g，石菖蒲 20g，炙甘草 5g。每日 1 剂，水煎服。

按：方中茯苓健脾祛湿，天麻平肝息风，为君药；臣以半夏、白术、陈皮燥湿健脾化痰，石菖蒲开窍豁痰；佐以钩藤息风止痉，泽泻利水渗湿，白芷祛风除湿兼活血化瘀，三七、川芎活血止痛，丹参活血祛瘀止痛，首乌藤养血安神；炙甘草调和诸药，为使药。全方共奏理气健脾、祛湿通络之效。

二、心悸

黄某，女，36 岁。

主诉：劳力性心悸、气促 3 年，加重 1 个月。

现病史：患者 3 年前出现劳力性心悸、气促，初期休息可以缓解，逐年加重。近 1 个月胸闷、心悸、气促加重，不能平卧，腹部明显鼓起如怀孕 8 个月，双下肢浮肿，纳差，身重乏力，小便短少，舌淡胖，边有齿痕，苔白稍腻，脉滑数。

中医诊断：心悸（水饮凌心）。

西医诊断：心功能不全。

治则：温阳利水。

处方：利水振火方加减。

熟附子 12g，大腹皮 12g，生姜皮 12g，炙甘草 6g，桂枝 9g，茯苓 12g，白术 12g，猪苓 12g，泽泻 12g，陈皮 12g，白芍 12g。每日 1 剂，水煎服。

按：方中熟附子、桂枝共为君药，温阳利水；臣以茯苓、猪苓、泽泻渗利水湿，使水邪从小便去；佐以白术、陈皮、大腹皮、生姜皮健脾燥湿下气，消胀除满；白芍、炙甘草防止熟附子、桂枝燥热伤阴。诸药相合，共奏温阳利水之效。

三、消渴

陈某，女，51 岁。

主诉：反复疲倦乏力，伴口干 1 个月。

现病史：患者反复疲倦乏力伴口干 1 个月，查空腹血糖 8.6mmol/L，餐后 2 小时血糖 12.3mmol/L，糖化血红蛋白 7.51%；有 2 型糖尿病病史 3 个月，未服降糖西药，血压正常；平素喜食生冷。患者来诊时见神疲，面色㿠白，纳差，腹胀，口干不欲饮，便溏，舌淡暗有齿印，苔白腻，脉濡缓。

中医诊断：消渴（脾虚湿困，中气不足）。

西医诊断：2 型糖尿病。

治则：健脾祛湿，补中益气。

处方：干姜 5g，党参 15g，茯苓 15g，姜半夏 15g，炒白术 15g，苍术 15g，陈皮 15g，泽泻 15g。每日 1 剂，水煎服。

按：脾喜燥恶湿，患者平素过食生冷，寒湿内盛，中阳受困。湿属阴邪，阴不耗液，故口干不欲饮；脾主肌肉，湿性重着，故疲倦乏力。方中干姜为君，温脾阳，祛寒邪，扶阳抑阴；党参为臣，补气健脾，君臣相配，温中健脾；姜半夏、白术、苍术、陈皮运脾燥湿，泽泻渗湿利水，使湿从小便出，共负佐使之任。诸药共奏温中祛湿，立中土之气，而湿邪自解。

钟康华

中西结合，精通术科

医家简介

钟康华，男，1972 年出生；教授，主任中医师，湛江市名中医，任湛江市第一中医院骨二科主任，广东省中医药学会整脊专业第一届委员会副主任委员，广东省中医药学会疼痛专业委员会常务委员，广东省中医药学会脊柱病专业第四届委员会委员，广东省中西医结合学会骨科微创专业第一届委员会委员，广东省中医药学会骨伤科第三届专业委员会委员，湛江市中西医结合学会骨伤病专业第一届委员会副主任委员，湛江市中西医结合学会第三届事务会常务理事。

钟康华教授擅长手术治疗各类骨折、股骨头坏死、颈肩腰腿痛、脱位、软组织损伤、骨关节炎、类风湿关节炎；精通病灶注射、小针刀技术；运用手术、中医特色手法、牵引、微创技术等综合疗法治疗脊柱疾病。

钟康华教授发表学术论文近 10 篇，取得国家应用型专利 1 项，主持市级课题 3 项。

临床特色

钟康华教授从事骨伤科临床和教学工作 20 余年，主要研究骨伤疾病和脊柱退行性疾病的中西医治疗。对脊柱病，尤其是颈椎病、腰椎管狭窄症、腰椎间盘突出症、腰椎滑脱症等的发病机制、中医证候特点及现代医学的诊疗方法，包括高新手术方法有深入的研究。其常将中医和西医两种医学思维和方法融会贯通，发挥中西医结合的优势，在诊疗脊柱病、创伤骨折和骨关节病方面取得了很好的临床疗效。钟康华教授治疗骨伤科的疑难重症具有丰富经验，在脊柱围手术期充分发挥中医传统方法的优势，精通病灶注射、小针刀技术；运用手术、中医特色手法、牵引、微创技术等综合疗法治疗脊柱疾病。

方药体悟

一、单味药

1. 青风藤

性味归经：苦，辛；归肝、脾经。

体悟：青风藤祛风除湿，常配伍制附子温阳止痛；配大腹皮、茯苓、薏苡仁除湿、利关节；配桑寄生、杜仲、菟丝子、牛膝补肝益肾。

2. 连翘

性味归经：苦，微寒；归肺、心、小肠经。

体悟：临床常连翘、金银花配伍使用，有清热解毒、疏散风热之功。连翘与威灵仙配合使用，可祛风湿、通络止痛。连翘与土茯苓合用，可解毒除湿，通利关节。

注意：脾胃虚弱，气虚发热者不宜用。

3. 大黄

性味归经：苦，寒；归脾、胃、大肠、肝、心包经。

体悟：大黄配栀子、黄柏，可清热利湿，凉血解毒，消肿止痛；配合乳香、没药，可活血行气止痛；配宽筋藤、络石藤，可舒筋活络，通络止痛；配桑枝、钩藤、威灵仙、透骨草，可祛风湿，利关节，通络止痛。

注意：皮肤过敏者忌用。

4. 羌活

性味归经：辛、苦，温；归膀胱、肾经。

体悟：羌活治疗风寒湿邪引起的肩背酸痛、肢节疼痛，尤适用于上半身疼痛，为祛风胜湿常用之品。羌活不但能发散风寒，治疗颈肩部疼痛，还具有引药上行的作用，与三七、川芎等药配伍，其活血化瘀作用在羌活的上行引导下直达颈肩部，发挥治疗作用。

注意：皮肤过敏者忌用。

5. 仙茅

性味归经：辛，温，有小毒；归肾、肝经。

体悟：仙茅常配熟附子，可温肾壮阳；配熟地黄、黄精、鹿角霜，养精血而通阳气，阴阳双补，阴中求阳；配豨莶草、桑枝、徐长卿等舒筋活络之品，以达温经通络之效，使结于经络筋骨之凝寒痼冷皆能开通；配丹参，其性寒可制约辛温之品之热性，活血通脉有助于阳气舒达贯通，而肾阳能推动经气运行，有助于瘀血的消散，使瘀血通而病自除。

禁忌：阴虚火旺者忌用。

6. 麻黄

性味归经：辛、微苦，温；归肺、膀胱经。

体悟：本品多用于麻黄体质，即黑胖、身体较壮实者。本品使用不当，可引起心悸、心慌、多汗等；体弱之人需用麻黄时，剂量一般不超过 5g。

二、验方

1. 自拟青附汤

组成：青风藤 15g，大腹皮 15g，茯苓 15g，薏苡仁 20g，川芎 10g，杜仲 15g，桑寄生 15g，菟丝子 15g，牛膝 15g，柴胡 5g，黄芩 5g，炙甘草 5g，黑枣 10g，制附子（先煎 30 分钟）5g。

功效：祛风除湿，温阳止痛。

主治：适用于强直性脊柱炎、类风湿关节炎、炎症性背痛。

2. 自拟消痛汤

组成：连翘 15g，金银花 15g，蒲公英 15g，威灵仙 15g，土茯苓 15g，玉竹 15g，生地黄 15g，红花 15g，牛膝 15g，党参 30g，续断 15g，熟地黄 15g，甘草 10g。

功效：清热除湿，消肿止痛。

主治：适用于痛风性关节炎。

3. 自拟消肿舒筋汤

组成：大黄 30g，栀子 20g，黄柏 30g，乳香 20g，没药 10g，宽筋藤 30g，络石藤 30g，桑枝 30g，威灵仙 3g，透骨草 30g，钩藤 30g，枯矾 30g，薄荷 15g，花椒 30g，冰片 30g，白酒（后下）100g。

功效：凉血祛瘀，消肿止痛。

主治：适用于筋伤骨折早中期。

4. 自拟散瘀舒筋汤

组成：羌活 30g，乳香 20g，没药 10g，桂枝 30g，艾叶 30g，威灵仙 30g，宽筋藤 30g，络石藤 30g，桑枝 30g，透骨草 30g，枯矾 30g，薄荷 15g，花椒 30g，冰片 30g，白酒（后下）100g。

功效：祛风止痛，散瘀舒筋。

主治：适用于筋伤骨折中后期。

5. 自拟强腰通痹汤

组成：熟地黄 15g，黄精 15g，鹿角霜 10g，豨莶草 10g，桑枝 10g，徐长卿 10g，丹参 10g，乌梢蛇 10g，仙茅（先煎 30 分钟）5g，熟附子（先煎 30 分钟）5g。

功效：温肾壮阳，通痹止痛。

主治：适用于脊柱退变性疾病。

217

典型案例

一、腰痛

[案 1] 李某，男，21 岁。

主诉：腰背痛 3 年余，加重 3 个月。

现病史：患者 3 年多前出现腰背痛，发作时可持续 1 个多月。近 3 个月来，患者腰背痛加重，影响日常工作和生活，在清晨或半夜常因腰背痛而觉醒，白天活动后会感觉轻松，腰背痛位置不固定，呈游走性。患者曾到多家医院就诊，诊断为腰肌劳损，经用针灸、理疗、推拿及中药外敷、内服等治疗均无效，故来诊。检查：腰背肌稍紧张，双侧骶髂关节处压痛，"4"字试验阳性，床边试验阳性，弯腰轻度受限。骨盆 X 线片检查提示双侧骶髂关节炎。HLA–B27 阳性。舌淡胖边有齿印，苔黄腻，脉弦细。

中医诊断：腰痛（肝肾亏虚，风湿阻背）。

西医诊断：腰肌劳损。

治则：祛风除湿，温阳止痛。

处方：青风藤 15g，大腹皮 15g，茯苓 15g，薏苡仁 20g，川芎 10g，杜仲 15g，桑寄生 15g，菟丝子 15g，牛膝 15g，柴胡 5g，黄芩 5g，炙甘草 5g，黑枣 10g，制附子（先煎 30 分钟）5g。每日 1 剂，水煎服。

服药 1 周后复诊，腰背痛减轻，活动较前灵活，舌淡胖，边有齿印，苔薄黄，脉弦细。以上方为基础，增加鹿角霜 10g，肉桂 3g，加强补肾温阳之功。连服 5 剂后，患者腰背痛症状缓解。本病易反复发作，嘱患者若有疼痛症状出现，及时就诊。

按：本案使用青风藤祛风除湿、制附子温阳止痛，为君；大腹皮、茯苓、薏苡仁除湿、利关节，为臣；桑寄生、杜仲、菟丝子、牛膝补肝益肾，为佐；柴胡、黄芩、炙甘草、黑枣清热，调和君药药性，为使。诸药合用，共奏祛风除湿、温阳止痛之功。

［案2］黄某，女，82岁。

主诉：腰痛伴双下肢麻木乏力10余年，加重月余。

现病史：患者10多年前出现腰痛伴双下肢麻木乏力，近1个多月症状加重，伴右下肢痹痛，扶拐行走约30m必须坐下休息一会儿，才能继续行走。患者曾到多家医院诊治，但疗效不理想，因对手术治疗顾虑较多，来我院诊治。来诊时见精神疲惫，身体肥胖，腰肌松弛，双下肢感觉减退，直腿抬高试验右侧60°、左侧70°，加强试验右侧阳性，蹈背伸肌力减弱，未引出病理征。舌淡胖，苔白腻，脉细弱。腰椎CT示腰椎管狭窄。

中医诊断：腰痛（阴寒凝滞）。

西医诊断：腰椎管狭窄症急性发作。

治则：温阳散寒止痛。

处方：熟地黄15g，黄精15g，鹿角霜10g，豨莶草10g，桑枝10g，徐长卿10g，丹参10g，乌梢蛇10g，仙茅（先煎30钟）5g，熟附子（先煎30分钟）5g。3剂，每日1剂，水煎服。

服药3天后复诊，患者右下肢痹痛减轻，能扶拐行走，约走50m。此后每周服3剂，连服1个月，患者精神大好，双下肢痹痛减轻，能弃拐步行100m左右，生活基本自理。

按：方中应用仙茅、熟附子温肾壮阳，为君药；熟地黄、黄精、鹿角霜养精血而通阳气，阴阳双补，阴中求阳，为臣药；豨莶草、桑枝、徐长卿等舒筋活络之品，以达到温经通络之效，使结于经络筋骨之凝寒痼冷皆能开通，为佐药；丹参有活血祛瘀之功效，在本方中与壮阳药合用，其性寒可制约辛温之品之热性，活血通脉有助于阳气舒达贯通，而肾阳能推动经气运行，有助于瘀血的消散，使瘀血通而病自除，为佐药；脊柱退变性疾病发病经年累月，植物药物通利作用不及虫类药，乌梢蛇通络，性走窜，善行而数变，引药入络，为使药。

二、痹证

李某，男，55岁。

主诉：右跖趾、右踝关节突然红肿热痛3天，加重1天。

现病史：患者3天前突然出现右跖趾、右踝关节红肿热痛，1天前，上述症状明显加重，伴微恶寒、发热。患者1年前有类似症状，但程度较轻，仅用外用药可以逐渐缓解。本次疼痛剧烈，外用活络油等无效。查体：右跖趾关节、右踝关节明显红肿，压痛敏锐，局部皮肤温度高，小便黄量少。发病前患者有连续吃海鲜史。查血尿酸561μmol/L，血沉30mm/h，C反应蛋白60mg/L。舌质红绛，舌尖有芒刺，苔黄腻，脉滑数。

中医诊断：痹证（风湿热痹，血热伤络）。

西医诊断：痛风性关节炎急性发作。

治则：清热凉血。

处方：自拟消痛汤。

连翘15g，玉竹15g，生地黄15g，红花15g，牛膝15g，金银花15g，党参30g，蒲公英15g，威灵仙15g，土茯苓15g，续断15g，熟地黄15g，甘草10g。3剂，每日1剂，水煎服。

服药3天后复查，疼痛肿胀均有明显改善，可以行走，稍有跛行，前方改金银花5g，加萆薢15g，牡丹皮15g，以加强清热凉血之功。

再连服5剂，右踝关节肿痛消失，行走自如。嘱患者多运动，多饮水，低嘌呤饮食。

按：本案方用自拟消痛汤，方中连翘、金银花清热解毒、疏散风热，蒲公英清热利湿，三者共为君药；威灵仙祛风湿、通络止痛，土茯苓解毒除湿、通利关节，玉竹、生地黄助君药清热之功，养阴润燥以防伤津，牛膝、红花活血祛瘀，牛膝尚能补肝肾、强筋骨，俱为臣药；党参益气健脾、补血生津，续断补益肝肾、强筋健骨，熟地黄滋阴补血，共为臣药；甘草用为佐使。诸药相配，标本兼治，使得关节通利，肿消，疼痛去。

三、左踝关节扭伤

杨某，女，30岁。

主诉：左踝关节肿痛3天。

现病史：患者于3天前，因踩空扭伤致左踝关节出现肿胀疼痛，活动受限，到急诊就诊，左踝关节正侧位X线片提示未见骨折，急诊予筋骨伤喷雾剂外喷，因左踝关节肿胀无消退，疼痛无减轻而就诊，检查：左踝关节中等肿胀，足背皮肤瘀黑，屈伸受限，下胫腓联合前方压痛。

中医诊断：左踝关节扭伤（气滞血瘀）。

西医诊断：左踝关节扭伤并下胫腓联合前韧带损伤。

治则：活血化瘀，通络止痛。

处方：大黄30g，栀子20g，黄柏30g，乳香20g，没药10g，宽筋藤30g，络石藤30g，桑枝30g，威灵仙3g，透骨草30g，钩藤30g，枯矾30g，薄荷15g，花椒30g，冰片30g，白酒（后下）100g。上药（白酒除外）加水20碗，煎至15碗，倒出药汤，加白酒100g混合，熏洗患处。

用药3天后复查，患者左踝关节肿痛减轻，能跛行。前方去大黄，加红花15g，香附30g，以加强行气活血之功。

再用3剂熏洗治疗后，患者左踝肿痛消失，行走自如。

按：方中以大黄凉血祛瘀、散结消肿，栀子清热利湿、凉血解毒、消肿止痛，黄柏清热燥湿、泻火解毒，共为君药；乳香、没药活血行气止痛，亦为君药。宽筋藤、络石藤舒筋活络、通络止痛；桑枝祛风湿、利关节；威灵仙祛风湿、通络止痛；透骨草祛风除湿、舒筋活络；钩藤息风止痉、舒筋通络，共为臣药。佐以枯矾燥湿消肿，薄荷疏风，花椒祛风止痛，冰片止痛并引药透皮。白酒行气活血，调和诸药。全方共奏凉血祛瘀、消肿止痛之功。

赵恒

阴阳平衡，五脏调和

医家简介

赵恒，男，1969年出生，祖籍湖南省湘潭市；教授，主任中医师，湛江市名中医；现为湛江市第二中医医院心病科主任，广东省中西医结合学会会员，广东省中西结合学会双心专业委员会常委、代谢性肾病专业委员会常委、标准化治疗专业委员会委员、肾病专业委员会委员，广东省中医药学会会员，广东省中医药学会心血管专业委员会委员、内科专业委员会委员、慢病管理专业委员会委员，湛江市中医药学会中西医结合学会理事；湛江市医学会心血管专业委员会常委、脑心同治专业委员会常委，湛江市医学会胸痛专业委员会委员，湛江市中西医结合学会老年病专业委员会常委。

赵恒教授1987年就读于湖南中医药大学，早年行医于湖湘之地，后转于南粤，大学期间曾聆听国医大师熊继柏讲授《黄帝内经》，后又学于上海市名中医郑平东肾脏疾病临证经验，并深入学习国医大师邓铁涛"五脏相关理论""痰瘀相关理论"。他在攻读经典时，也致力于时方研究，博采众长，融古贯今，擅长中西医结合治疗胸痹心痛、心悸、眩晕、水肿等心脑血管疾病及肾病，对胃痛、咳嗽、喘证等消化、呼吸系统疾病也有很好的经验，既通经方，亦专时方，医术精湛。其发表学术论文20余篇。

临床特色

赵恒教授推崇《黄帝内经》阴阳平衡观、天人相应观、病因病机辨证整体观、四诊辨证观，并用此指导临床实践，善于经方、时方配合治疗，如用中风系列方、平眩方治疗脑血管疾病；推崇国医大师邓铁涛"五脏相关理论""痰瘀相关理论"，善用"调脾肾""化痰祛瘀法"治疗心脑肾等内科疾病，疗效颇佳，如参七合剂治疗气虚血瘀型胸痹，瓜蒌薤白半夏汤治疗痰瘀型胸痹，肾衰合剂治疗脾肾两虚型肾衰等；对内科杂病的治疗，强调调整阴阳、辨证用药，如强心合剂、参附汤治疗阳虚水凌心衰病，真武汤、实脾饮、济生肾气丸治疗水肿等。

赵恒教授秉承岭南心血管内科疾病诊治思想，认为心血管疾病患者本多气虚、阳虚、血虚，标多瘀血、水饮、痰浊；其自拟参七合剂、强心合剂、平眩方、定心合剂、肾衰合剂、中风系列方治疗心脑血管疾病及肾病，取得了较好的临床疗效。

方药体悟

一、单味药

1. 党参

性味归经：甘，平；归脾、肺经。

体悟：中气不足的食少便溏、四肢倦怠等，党参常与薏苡仁、白术、茯苓、山药、甘草等补气健脾药同用；肺气亏虚的气短咳喘、言语无力、声音低弱等，本品与黄芪、百合、五味子、大枣等同用；热伤气津，气短口渴之证，本品常与麦冬、五味子同用；气血两亏的面色萎黄、头晕心悸等，本品常与当归、熟地黄、大枣、枸杞子等补血药同用；气虚血瘀的胸闷痛，本品常与三七、郁金、檀香、黄芪等同用。

注意：气滞、肝火盛者忌用；邪盛而正不虚者不宜用。

2. 三七

性味归经：甘、微苦，温；归肝、胃经。

体悟：体内各种出血证，三七与花蕊石、血余炭等同用；跌仆瘀肿疼痛，本品常与当归、红花、土鳖虫等同用；胸闷痛，本品常与延胡索、郁金、檀香等同用。

注意：孕妇慎用。

3. 丹参

性味归经：苦，微寒；归心、肝经。

体悟：血瘀经闭、痛经、月经不调、产后瘀滞腹痛等，丹参常与红花、桃仁、益母草等同用；血瘀之心腹疼痛、癥瘕积聚，本品常与檀香、砂仁、三棱、莪术、没药、当归、三七等同用；疮疡痈肿，本品常与金银花、蒲公英等同用；温热病热入营血，烦躁不安，本品常与生地黄、玄参等清热凉血药配伍；心阴不足，虚热内扰之心悸、失眠，本品常与酸枣仁、阿胶、人参等配伍。

注意：本品反藜芦。

4. 酒大黄

性味归经：苦，寒；归胃、脾、大肠、肝、心包经。

体悟：酒大黄泻下力较弱，活血作用较强，用于瘀血证及不宜峻下者，或胃肠积滞，大便秘结者。治温热病热结便秘、高热不退、神昏谵语，或杂病热结便秘者，本品常与芒硝、厚朴、枳实同用；治里实热结兼气血虚者，本品常与人参、当归同用。冷积便秘，本品配附子、干姜等；湿热痢疾初起，腹痛里急后重，本品常与黄连、木香同用；食积泻痢，大便不爽，本品常与青皮、槟榔同用；用于血热妄行之出血证及火邪上炎之目赤、咽痛、牙龈肿痛等，本品常与黄连、黄芩、栀子、连翘同用；用于热毒疮疡、丹毒及烧烫伤，本品常与连翘、白芷、紫花地丁、牡丹皮、桃仁、地榆同用；用于瘀血诸证，本品常与桃仁、芒硝、当归、芍药、益母草、红花、穿山甲同用；用于黄疸、淋证，本品常与茵陈蒿、栀子、木通、车前子等同用；用于肾衰溺毒，本品常与桃仁、半枝莲、茯苓等同用。

注意：脾胃虚弱者慎用；妇女妊娠、月经期、哺乳期忌服。

5. 薏苡仁

性味归经：甘、淡，凉；归脾、胃、肺经。

体悟：用于水肿、小便不利，薏苡仁常与茯苓、泽泻、猪苓、白术、黄芪同用；用于脾虚泄泻，本品常配伍党参、白术、山药等；用于肺痈、肠痈，本品常配伍苇茎、冬瓜仁、桃仁、附子、败酱草等；用于湿痹筋脉拘挛，本品常配伍桂枝、苍术、当归、防己、滑石、栀子、竹叶、通草、麻黄、杏仁、炙甘草、杏仁、豆蔻等。

注意：本品孕妇慎用。

6. 桂枝

性味归经：辛、甘，温；归肺、心、膀胱经。

体悟：用于外感风寒表证，桂枝常与白芍、麻黄配伍；用于寒凝血滞的痹证、脘腹冷痛、痛经、经闭等，本品常与附子、甘草、黄芪、白芍、饴糖、当归、川芎、吴茱萸等配伍；用于胸痹、痰饮、水肿，以及心动悸、脉结代，本品常与薤白、瓜蒌、白术、茯苓、泽泻、炙甘草、人参、阿胶配伍。

注意：凡温热病、阴虚阳盛及血热妄行、月经过多者，均忌用本品。

7. 芦根

性味归经：甘，寒；归肺、胃经。

体悟：用于热病烦渴，芦根常与天花粉、麦冬、石膏等同用；用于胃热呕吐，本品可单味煎汁饮，或配伍竹茹、姜汁等；用于肺热咳嗽、肺痈咳吐脓血，本品常与黄芩、瓜蒌、薏苡仁、桃仁等配伍；用于热淋涩痛，本品常配白茅根、车前草等；用于胸闷痰多，本品常配半夏、陈皮、薤白、瓜蒌皮等。

8. 半夏

性味归经：辛，温，有毒；归脾、胃、肺经。

体悟：用于湿痰、寒痰证，半夏常配陈皮、茯苓、干姜、细辛、天麻、白术等；用于胃气上逆呕吐，本品常配生姜、黄连、竹茹、人参、白蜜、石斛、麦冬、苏梗、砂仁等；用于胸痹、结胸、心下痞、梅核气，本品常配瓜蒌、薤白、黄连、干姜、黄芩、紫苏、厚朴等；用于瘰疬瘿瘤、痈疽肿毒及毒蛇咬伤等，本品常配海藻、浙贝母等；阴疽发背、无名肿毒、毒蛇咬伤，可用生品研末调敷或鲜品捣敷；用于湿痰内盛，胃气失和而夜寐不安者，本品配秫米，化痰和胃以安神；用于中寒内盛，阳气不运的冷积便秘，本品配硫黄以助阳通便。

注意：本品反乌头；阴虚燥咳、血证、热痰、燥痰应慎用。本品剂量过大（30～90g）或生品内服（0.1～2.4g）可引起中毒，主要表现为口内苦涩流涎，口舌麻木，舌干，不能发音；外用生半夏可致过敏性、坏死性皮炎。

9. 葛根

性味归经：甘、辛，凉；归肺、脾、胃经。

体悟：用于外感发热，头痛项强，葛根常与柴胡、石膏、麻黄、桂枝等配伍；用于麻疹透发不畅，本品常与升麻、芍药等同用；用于热病烦渴、内热消渴，本品常与芦根、天花粉、麦冬等同用；用于热泻热痢、脾虚久泻，本品常与黄连、黄芩、党参、白术、茯苓等同用；用于眩晕、项强、胸闷痛，本品常与丹参、三七、赤芍、川芎、天麻等同用。

注意：虚寒者忌用，胃寒呕吐者慎用。

10. 黄连

性味归经：苦，寒；归心、肝、胆、脾、胃、大肠经。

体悟：用于湿热中阻，脘痞呕恶、泻痢腹痛，黄连常与半夏、干姜、木香、黄芩、葛根、甘草、白头翁、秦皮等配伍；用于热病高热，本品常与黄芩、黄柏、栀子等同用；用于胸闷心烦失眠、胃热呕吐、肝胃失和呕吐吞酸，本品常与白芍、阿胶、肉桂、半夏、竹茹、陈皮、吴茱萸同用；用于痈肿疮毒、皮肤湿疮、目赤肿痛，本品常与黄芩、黄柏、栀子等同用；治皮肤湿疮，可用黄连制膏外用；治目赤肿痛，以本品用人乳浸汁滴眼；用于血热出血证，本品常与大黄、黄芩配伍。

注意：脾胃虚弱及阴虚津伤者慎用。

二、验方

1. 参七合剂

组成：花旗参（或党参）10～30g，三七5～10g。

功效：益气活血。

主治：用于气虚血瘀型胸痹心痛。

2. 强心合剂

组成：制附片5～10g，桂枝5～10g，葶苈子10g，茯苓15～30g，大枣10g，炙甘草5～10g。

功效：温阳利水。

主治：用于心阳不振，水饮凌心之心衰。

3. 平眩方

组成：天麻10g，半夏10g，陈皮5g，旋覆花10g，钩藤15g，茯苓15g，泽泻10g，葛根15g，川芎5g，甘草5g。

功效：化痰通络。

主治：痰瘀阻络型眩晕。

4. 定心合剂

组成：太子参10g，麦冬15g，五味子5g，柏子仁15g，桂枝5g，苦参3g，龙齿10g，酸枣仁15g，大枣10g，茯苓15g，丹参15g，炙甘草10g。

功效：益气养阴通络。

主治：用于气阴两虚型心悸。

5. 肾衰合剂

组成：黄芪15～30g，酒大黄10～15g，丹参15～30g，茯苓15～30g，桃仁10g，半夏10g，陈皮5～10g，山药15～30g，牛膝10～15g，薏苡仁15～30g，黄柏5～10g，桂枝5～10g。

功效：健脾益肾排毒。

主治：用于脾肾两虚、湿瘀毒聚之慢性肾衰。

6. 中风系列方

（1）中风一号方

组成：半夏 10g，陈皮 5～10g，黄连 3～5g，全蝎 3～5g，地龙 5～10g，茯苓 10～15g，浙贝母 10～15g，川芎 5～10g，桃仁 10g。

功效：祛风化痰通络。

主治：适用于风痰阻络之中风中经络、脑梗死。

（2）中风二号方

组成：黄芪 30～60g，桃仁 10g，当归尾 10g，川芎 5～10g，赤芍 10g，地龙 10g，鸡血藤 30g，桑枝 10～15g，甘草 5g。

功效：益气通络。

主治：适用于气虚血瘀之中风后遗症。

（3）中风三号方

组成：天麻 10g，钩藤 15g，白芍 15g，浙贝母 15g，半夏 10g，陈皮 5g，茯苓 15g，生地黄 15g，牡丹皮 10g，牡蛎 15g。

功效：平肝息风。

主治：适用于肝风上扰之中风、脑出血。

7. 肾炎合剂

组成：太子参 10～15g，黄芪 15～30g，山茱萸 10g，熟地黄 10～15g，山药 10～15g，牡丹皮 10g，茯苓 10～15g，制首乌 10～15g，淫羊藿 10～15g，益母草 10～15g，白茅根 15～30g，泽泻 10g。

功效：健脾益肾祛湿。

主治：适用于脾肾气虚之肾炎水肿者。

典型案例

一、眩晕

谢某，女，61岁。

主诉：头晕头痛3年。

现病史：患者3年前无明显诱因出现头晕头痛，伴头皮麻木，难以入眠，视蒙，四肢麻木，曾在多地诊治，效果不佳，遂来诊。曾行头颅MRI检查示腔隙性脑梗死。有高血压病史3年，血压160/90mmHg。舌淡红，苔白，脉细滑。

中医诊断：眩晕（肝风夹痰瘀阻络）。

西医诊断：高血压2级；腔隙性脑梗死；血管性头痛。

治则：化痰通络。

处方：平眩方加减。

天麻10g，薏苡仁30g，法半夏10g，陈皮5g，柴胡10g，钩藤15g，石决明20g，牛膝15g，益母草10g，泽泻10g，首乌藤15g，白芍15g，白芷10g，茯苓15g，川芎5g，延胡索10g，葛根15g，炙远志5g，菊花10g，甘草5g。3剂，每日1剂，水煎服。

二诊：服药3剂，上症大减，继服7剂。

服药7剂，诸症缓解。嘱调情志、饮食，随诊。

按：眩晕一证，《素问·至真要大论》云："诸风掉眩，皆属于肝。"《丹溪心法》又云："头眩夹气并火，治痰为主，夹补气药及降火药。无痰则不作眩，痰因火动，以有痰湿者。"国医大师熊继柏认为"眩晕此病就临床而言，主要在于因痰、因风、因虚三个方面"，可谓言简意赅，并善用黄连温胆汤治眩晕。南粤沿海居民多痰湿，本案患者病程已久，舌脉均有痰湿之象，伴头皮、四肢麻木，兼有肝风内动，气血不通征象，四诊合参，属于肝风夹痰瘀阻络之证，故治以化痰通络法，予平眩方加减。方以天麻钩藤饮与半夏白术天麻汤合方为主，半夏、陈皮、薏苡仁、茯苓等化痰祛湿，天麻、钩藤、柴胡、石决明等平肝息风，益母草、川芎、葛根等活血通络。诸药共奏平眩愈病之功。

二、心悸

刘某，男，48岁。

主诉：心悸失眠2年。

现病史：患者2年前无明显诱因出现心悸失眠，伴口干乏力，无胸闷气喘，心电图检查示频发房早，查心率76次/分，律不齐，可闻及期前收缩，无杂音，双下肢不肿。舌淡红，苔白略黄，脉结。

中医诊断：心悸（气阴虚夹瘀）。

西医诊断：心律失常。

治则：益气养阴通络。

处方：定心合剂加减。

太子参10g，麦冬15g，五味子5g，柏子仁15g，桂枝5g，苦参3g，龙齿10g，酸枣仁15g，大枣10g，茯苓15g，丹参15g，百合10g，炙甘草10g。3剂，每日1剂，水煎服。

二诊：服药后诸症改善，复查心电图示早搏减少，效不更方，继服6剂。

三诊：复查心电图早搏消失，嘱继服原方巩固疗效。

按：心悸是中医病名，《黄帝内经》无心悸病名，《灵枢·口问》云："心者，五脏六腑之大主也……心动则五脏六腑皆摇。"《伤寒论》第177条云："伤寒，脉结代，心动悸，炙甘草汤主之。"后世医家认为心悸是因外感或内伤，致气血阴阳亏虚，心失所养；或痰饮瘀血阻滞，心脉不畅，引发以心中急剧跳动、惊慌不安，甚者不能自主为主要表现的一种心脏病症。本案患者心悸、口干乏力，观其舌脉，四诊合参，辨为气阴虚，虑其病久有瘀，故治以益气养阴通络之法，方中太子参益气为君，麦冬、柏子仁、百合、五味子、酸枣仁等养阴安神，伍以丹参、桂枝通络，少佐苦参清心、龙齿定悸。诸药共伍而取效。

三、胸痹

林某，男，66 岁。

主诉：左胸闷痛 3 天。

现病史：患者 3 天前无明显诱因突发心前区闷痛、心悸不适，时发时止，每次发作多持续半小时，可自行缓解减轻，偶有头晕，无肢冷、淋漓汗出，无恶心呕吐，遂于当地医院就诊，给予药物治疗（具体药物剂量不详），症状无缓解，就诊期间晕厥 1 次，持续时间约数分钟后神志转清，无肢体偏瘫、抽搐，胃纳一般，夜眠欠佳，小便淡黄，大便正常。查体：血压 170/80mmHg，表情忧郁，胸廓无畸形，无压痛；呼吸平稳，节律规则，双肺呼吸音清，未闻及干湿性啰音；心前区无隆起，心前区无震颤，无心包摩擦感；心率 76 次 / 分，心律齐，未闻及早搏，心音稍低钝，各瓣膜区未闻及病理性杂音。舌质暗红，苔白，脉弦细。入院后心电图检查示广泛下壁心肌缺血，头颅 CT 检查示腔隙性脑梗死。

中医诊断：胸痹（痰瘀痹阻）。

西医诊断：冠心病心绞痛；心源性晕厥；高血压 2 级；腔隙性脑梗死。

治则：活血通脉，理气化痰。

处方：丹参 20g，葛根 15g，三七 3g，川芎 3g，瓜蒌皮 10g，薤白 10g，檀香 3g，桂枝 6g，茯苓 10g，陈皮 6g，醋延胡索 10g，北柴胡 10g，郁金 10g，甘草 5g，半夏 10g，党参 15g。3 剂，每日 1 剂，水煎服。

二诊：服药后诸症减轻，仍有左胸阵发性疼痛，无头晕及晕厥。上方加枳壳 6g，继服 3 剂。

三诊：服药后诸症基本缓解，效不更方。

再服 3 剂，诸症消失。

按：胸痹心痛是以胸部闷痛，甚则胸痛彻背、喘息不得卧为主症的一种疾病，多因正气亏虚，痰浊、瘀血、气滞、寒凝而引起心脉痹阻不畅所致。胸痹心痛最早见于《黄帝内经》。《素问·标本病传论》云："夫病传者，心病先心痛。"《灵枢·五邪》云："邪在心，则病心痛。"《素问·脉要精微论》云："夫脉者，血之府也……细则气少，涩则心痛。"可见，中医经典医籍早就认识到胸痹心痛的病因为邪，即今所谓痰浊、瘀血、气滞、寒凝等。国医大师邓铁涛在胸痹的论治上提出了"心脾相关、痰瘀相关学说"，认为南粤潮湿，胸痹患者多为气虚痰浊之证。本案患者体胖多痰，胸痛心悸，结合舌脉象，当属痰瘀痹阻之证，故取化痰之瓜蒌薤白半夏汤合祛瘀之丹参饮合方加减，方中瓜蒌皮、半夏、陈皮化痰祛湿，党参、茯苓益气祛湿，丹参、三七、葛根、川芎、郁金活血通络，佐以薤白、桂枝、檀香温通脉络，延胡索、柴胡行气活血等。诸药合用，起到化痰通络止痛的功效，而缓解病情。

四、水肿

[案 1] 陈某，男，57 岁。

主诉：咳嗽伴全身水肿、呕吐 3 天。

现病史：患者因咳嗽伴全身水肿、呕吐 3 天入院，同时伴尿量减少、胸闷气喘，查血肌酐达 1000mmol/L 以上，拟行血液透析治疗，因家属不同意，暂予中西药物治疗。患者现神疲乏力，面色苍白，面色虚浮，舌淡红，苔白腻略黄，脉细滑。

中医诊断：水肿（脾肾阳虚）。

西医诊断：慢性肾衰。

治则：健脾益肾排毒。

处方

肾衰合剂加减：葶苈子 10g，紫苏叶 10g，黄芩 10g，芦根 15g，法半夏 10g，薏苡仁 15g，牛膝 15g，车前子 10g，陈皮 5g，桂枝 5g，山药 15g，猪苓 20g，茯苓 30g，酒大黄 15g，丹参 20g，桃仁 10g，竹茹 15g，大枣 10g。3 剂，每日 1 剂，水煎服。

中药灌肠方：生大黄 30g，煅牡蛎 30g，丹参 30g，蒲公英 30g。每日 1 次，保留灌肠。

二诊：患者用药后，咳嗽已缓解，仍有水肿、恶心欲呕吐、神疲乏力、面色苍白、面肢虚浮、腰膝酸软等症，血肌酐降为 800mmol/L 左右。原方去黄芩，加黄芪 15g，继服 3 剂。保留灌肠同前。

三诊：复查血肌酐已降为 600mmol/L 以下，继续上法治疗直至出院。

嘱其定期复查，必要时仍需血液透析治疗。

按：慢性肾衰中医无此病名，据其临床表现及演变过程属于中医学"溺毒""关格""癃闭""水肿""虚劳""肾劳"等范畴。《素问·生气通天论》有"因而强力，肾气乃伤"之说。上海名中医郑平东将慢性肾衰病因分为"本因""标因""诱因"。"本因"为脾肾虚损；"标因"为肾病日久，损伤分清泌浊的功能，使湿浊贮内，弥漫三焦，波及他脏而发本病；"诱因"为突感外邪，肺失治节，三焦不利，湿浊潴留，或饮食不节、劳累过度，损伤脾肾而发病。不过大部分医家都认为本病总属本虚标实之证。本案患者虽久病体虚，但发病时有咳嗽等外邪犯肺之证，故加入葶苈子、黄芩、芦根、紫苏叶等清肺利水之药，与健脾益肾、祛湿通利之药相伍，取得了非常好的效果，延缓了开始血液透析治疗的时间。

［案 2］荀某，男，41 岁。

主诉：反复颜面、四肢浮肿 3 年，再发 1 天。

现病史：患者因反复颜面、四肢浮肿 3 年，再发 1 天入院。患者 3 年前确诊肾病综合征，给激素强的松、潘生丁等药治疗后，诸症消失，蛋白尿转阴，之后逐渐停药，病情尚稳定；1天前因感冒后出现全身浮肿，以下肢明显，伴乏力、咳嗽、咽痛，查尿蛋白（+++），尿潜血（++），血白蛋白25g/L，胆固醇9.12mmol/L，考虑病情复发，遂来诊。舌红，苔稍黄腻，脉细滑。

中医诊断：水肿（脾肾气虚，风热犯肺）。

西医诊断：肾病综合征。

治则：疏风清热，利水祛湿。

处方：肾炎合剂加减。

牡丹皮10g，制首乌15g，车前子10g，益母草15g，半枝莲15g，泽泻10g，白茅根30g，薏苡仁15g，玉米须15g，紫苏叶10g，猪苓15g，茯苓15g，芦根15g，连翘15g，山药15g，蝉蜕5g。3剂，每日1剂，水煎服。

二诊：用药后，患者咳嗽、咽痛缓解，全身水肿明显减退，复查尿常规示尿蛋白（++），尿潜血（+）。上方减连翘、紫苏叶，加黄芪15g，太子参15g，地黄15g，山茱萸10g，继服6剂。

三诊：全身水肿消退，复查尿常规正常。上方减芦根，继服6剂，以巩固疗效。

按：《素问·水热穴论》最早明确提出水肿概念，"水病下为胕肿大腹，上为喘呼不得卧者，标本俱病，故肺为喘呼，肾为水肿"；并指出水肿"其本在肾，其末在肺"。《黄帝内经》明确指出了水肿与肺、脾、肾的关系，并首先提出了攻逐、发汗、利小便三大法则。本案患者因风热诱发旧疾，初治以疏风清热、利水祛湿为法，方取芦根、连翘、紫苏叶、蝉蜕疏风清热药，伍以车前子、猪苓、茯苓、薏苡仁等利水祛湿药，再治则减连翘、紫苏叶，加黄芪、太子参健脾，地黄、山茱萸益肾，加强健脾温肾功效而奏功。

五、中风

陈某，男，67岁。

主诉：左肢无力伴口角㖞斜 3 天。

现病史：患者因左肢无力伴口角㖞斜 3 天入院，伴流涎、头晕、肢麻，头颅 CT 检查示右基底节腔隙性梗死，查体左肢肌力 4 级，未引出病理征。舌红，苔薄黄，脉弦滑。

中医诊断：中风——中经络（风痰阻络）。

西医诊断：右基底节腔隙性梗死。

治则：祛风化痰通络。

处方：中风一号方加减。

天麻 10g，半夏 10g，陈皮 5g，僵蚕 10g，全蝎 3g，地龙 10g，茯苓 15g，浙贝母 15g，川芎 5g，桃仁 10g，白芍 15g，鸡血藤 15g，防风 10g，甘草 5g。3 剂，每日 1 剂，水煎服。

二诊：患者流涎、肢麻、头晕诸症好转，仍口眼㖞斜、右肢无力，上方加桑枝 15g，葛根 15g，继服 3 剂。

三诊：患者已无流涎、肢麻、头晕等症，口眼㖞斜、右肢无力好转。上方继服 6 剂，临床病愈出院。

按：《黄帝内经》虽无中风病名，但对中风的描述颇多，如卒中昏迷期有"仆击""大厥""薄厥"之称，半身不遂有"偏枯""偏风""痱风"等称谓。《金匮要略》指出："夫风之为病，当半身不遂，或但臂不遂者，此为痹，脉微而数，中风使然。"后世医家多认为中风主要呈现本虚标实、上盛下虚证候，本虚者或气虚，或阴虚；标实者系风、火、痰、瘀为患。本案患者年老，突发半身肢体无力、流涎、头晕、肢麻之中风证候，但神志清晰，舌红，苔薄黄，脉弦滑，乃风痰之象，辨为中风中经络，属风痰阻络之证，治以祛风化痰通络，以中风一号方加减。方中以半夏白术天麻汤合牵正散加减为主，其中天麻、防风、白芍柔肝息风，半夏、陈皮、浙贝母、茯苓化痰祛湿，僵蚕、全蝎、地龙息风化痰通络，川芎、桃仁、鸡血藤活血通络。诸药合用，而收奇效。

黄坚

洞察病机，治病求本

医家简介

黄坚，男，1964 年出生，广东省湛江市徐闻县人；副教授，副主任医师，湛江市名中医；曾任湛江市第一中医医院脾胃研究所所长、脾胃病科副主任；广东省中医药标准化专业委员会委员，湛江市医学会消化内镜分会委员会委员，湛江市医学会消化内科分会常务委员。

黄坚 1989 年 7 月毕业于广州中医学院（现广州中医药大学）医疗专业，师承广东省名中医蔡柏和潘金辉教授，临床行医 30 余年，从事消化内科中医临床、科研、教学等工作，精通经方，兼通时方，擅长中西医结合、以中医为主治疗消化内科杂病和疑难重症，尤其对胃肠道疾病、肝胆病的临床诊治和辨证用药有深入的研究和独特的疗效，积累了丰富的临床经验。

黄坚获湛江市科学技术进步奖二等奖、三等奖各 1 项，在省级以上杂志发表学术论文 20 多篇。

临床特色

黄坚精通《黄帝内经》和张仲景《伤寒论》《金匮要略》理法方药内容，善用李东垣《脾胃论》处方，主张临证要洞察病机，治病求本，审证求因，随证化裁，善于中西结合，守正创新，认为八纲辨证和六经辨证是中医辨证的精髓，而在辨证过程中必须把辨证、辨病、辨体质三者有机结合，才能辨证精准，施法立方明确，更显疗效。

对于脾胃病，黄坚认为，脾胃病的病因多为外感六淫，内伤饮食、情志、劳倦。其病机为脾失健运，胃失和降，肝失疏泄，胆气不利，气机升降失调，气血营卫失和。其病位包括食管、脾、胃、大肠、小肠、肝、胆，辨证应抓住如下四点：①辨致病因素，分清外感、内伤。②辨病变部位，明确脏腑表里。③辨寒热虚实，详察病性变化。④辨气血阴阳，把握病机转化。脾胃病的临床表现以呕吐、痞、胀、满、痛、结、利七症为主，故治疗常用七法，即消、导、清、降、通、利、补。

黄坚强调，临床诊疗过程中必须把西医学的检查结果纳入中医辨证论治的理论体系中，做到"西医辨病，中医辨证"，在继承中医特色的基础上，充分利用现代医学取得的成果，把西医辨病论治和中医辨证论治有机结合，不断发展创新中医。例如脾胃病，相当于西医学的消化系统疾病。西医学研究认为，消化系统功能包括摄入、转运、消化、吸收、排泄，以及胃肠道相关淋巴组织的免疫功能。消化系统疾病多由于胃肠道黏膜、动力、分泌激素改变，以及淋巴免疫组织疾病所致，包括胃食管反流、炎症、消化性溃疡、功能性消化不良、肠易激综合征、炎症性肠病等。消化道系统疾病已经形成了一套完整的诊疗规范和相关检查项目，包括血常规、大便常规、生化检查、幽门螺杆菌检测及电子胃、肠镜等内镜检查、胃动力检查、组织病理活检等，临床中，中医与西医相结合，则该类疾病的诊断和治疗将更准确和高效。

方药体悟

一、单味药

1. 白术

性味归经：甘、苦，温；归脾、胃经。

体悟：白术被前人誉为"补气健脾第一要药"。《本草汇言》云："白术，乃扶植脾胃，散湿除痹，消食除痞之要药。脾虚不健，术能补之；胃虚不纳，术能助之。"白术临床分炒用和生用，炒白术与生白术均有健脾益气之功，但炒白术燥湿力强，而生白术助运之力强，有助于通便下行。临证时，用大量生白术（30g以上）治疗大便秘结，效果显著。

生白术与枳实配伍，出自《金匮要略》枳术汤，原治水饮停滞于胃，心下坚，大如盘，边如旋杯者。枳实辛散宣通，破气消积，泻痰导滞，消痞止痛；白术甘温补中，补脾燥湿，固表止汗。枳实以泻为主，白术以补为要，二药参合，一消一补，一急一缓，一走一守，相互制约，相互为用，以达补而不滞、消不伤正、健脾强胃、消食化积、消痞除满之功。二药配伍，治疗脾胃虚弱，饮食停滞，腹胀痞满、大便不爽、肝脾大、内脏下垂等症。枳实、白术用药分量的配比应审因增减，若体壮新病者，则以枳实为主，白术为辅；反之，由于体弱久病、脾虚胃弱所致的老年习惯性便秘，应以白术为主，枳实为辅，否则易伤人。

白术甘、苦，温，入脾、胃经，补脾虚、化湿气，促生化之源，《名医别录》曰："（白术）消痰水，除皮间风水结肿，暖胃消谷嗜食。"白芍酸寒柔润，敛肝补阴，养肝柔肝，《本草备要》指出："（白芍）补血，泻肝，益脾，敛肝阴，治血虚之腹痛。"二者配用，一阳一阴，刚柔相济，柔肝安脾，为调和肝脾常用之配伍，主治肝气郁结，肝失条达，肝气横逆，犯胃侮脾，或脾虚肝旺，土虚木乘之证。二药相合，补血理气，升降相配，互制互补，气血双调，具有养血柔肝、疏肝解郁功效，适用于肝气犯胃，肝脾不和之慢性胃炎、功能性消化不良、胃或十二指肠溃疡及慢性肠炎、肠易激综合征等。

2. 茯苓

性味归经：甘、淡，平；归心、脾、肾经。

体悟：甘则能补，淡则能渗，茯苓既能扶正，又能祛邪，为健脾渗湿之要药，擅治脾虚运化失常，水湿内蕴诸证。《本草纲目》言："茯苓气味淡而渗，其性上行，生津液，开腠理，滋水源而下降，利小便。"熟薏苡仁味甘性凉，善渗湿利水，健脾除痹，清热排脓。《药品化义》云："熟薏米，味甘气和，清中浊品，能健脾阴，大益胃肠。"因其性和而不伤胃，益脾而不滋腻，渗湿而不峻烈，与茯苓有异曲同工之妙，故二药配伍，既健脾利湿，又降脾胃浊气，《太平惠民和剂局方》之参苓白术散中有此对药。

3. 黄连

性味归经：苦，寒；归心、脾、胃、肝、胆、大肠经。

体悟：《神农本草经》谓："黄连，主治热气，目痛，眦伤泣出，明目，肠澼，腹痛下利，妇人阴中肿痛。久服令人不忘。"其应用特点有以下两点。

（1）清热除烦：黄连与黄芩常同用主治烦热，多为阳明里热，如泻心汤方证、黄连阿胶汤方证；当寒热错杂时，黄连主清上热，如黄连汤方证、半夏泻心汤方证、甘草泻心汤方证、生姜泻心汤方证、干姜黄芩黄连人参汤方证、乌梅丸方证等。

（2）止肠澼、腹痛下利：黄连苦寒厚肠胃、止下利尤为突出。刘完素云："古方黄连为治痢之最，盖治痢惟宜辛苦寒药，辛能发散，开通郁结，苦能燥湿，寒能胜热，使气宣平而已。诸苦寒药多泄，惟黄连、黄柏性冷而燥，能降火祛湿，而止泻痢，故治痢以之为君。"黄连常配伍黄芩、葛根，如葛根黄芩黄连汤、白头翁汤等。现代药理研究表明，黄连有抗菌、消炎、抗病毒、抗真菌、抗原虫、抗幽门螺杆菌等作用，其根茎含有多种生物碱，主要成分为小檗碱（即黄连素）。

黄连入煎剂，每用2～10g。虚寒体质者禁用。

4. 半夏

性味归经：辛，温，有毒；归脾、胃、肺。

体悟：半夏具有燥湿化痰、降逆止呕、消痞散结之功效；厚朴苦、辛，温，有燥湿消痰、下气除满功效，为消除胀满的要药。半夏功擅化痰散结，降逆和胃；厚朴长于行气开郁，下气除满。慢性咽炎、反流性食管炎、胃炎等病属痰气交阻所致者，在组方时两者常可配伍应用，痰气并治，疗效显著，如《金匮要略》半夏厚朴汤。

半夏善散结消痞，和胃降逆。脾胃病属单纯的寒证、热证并不多见，多为寒热错杂证，药用法半夏、黄芩、黄连、干姜，则为半夏泻心之意，辛开苦降。在上述基础上，若兼脾胃气滞者，可配用春砂仁、广木香、佛手行气醒脾；兼饮食物积滞不化者，配用谷芽、麦芽、鸡内金消导化积。

5. 蒲公英

性味归经：苦、甘，寒；归肝、胃经。

体悟：蒲公英属菊科多年生草本植物，又名仆公英、蒲公草、地丁，临床广泛用于热毒证，如乳痈、肺痈、肠痈、疔疮、疖肿、痈肿不散等。临床上治疗脾胃病，特别是用于治疗慢性胃炎、胃溃疡、十二指肠球部溃疡，在辨证的基础上加入蒲公英，常用剂量为 20 ～ 30g，效果颇著。蒲公英虽为苦寒药，但其有和胃之功而无伤胃之弊。蒲公英是药食同用之品，自古以来，用蒲公英作为菜食，未见因多吃蒲公英而伤脾胃者，这可以证明蒲公英苦寒而不伤胃。考历代医书，有用蒲公英治疗脾胃病者，如《医林纂要》谓"蒲公英能补脾、和胃、泻火、通乳汁，治噎膈"。《岭南采药录》记载蒲公英可"炙脆存性，酒送服，疗胃脘痛"。现代有关蒲公英的药理研究也表明，蒲公英具有抗胃溃疡、抗幽门螺杆菌的作用，能增强巨噬细胞功能及细胞免疫功能。

6. 党参

性味归经：甘，平；归脾、肺经。

体悟：党参以山西上党最有名，故称党参。其味甘、性平，补气力缓于人参，多用于脾肺气虚之轻证。其又兼生津养血之功，可治津亏、血虚等证。用于各种气虚不足证，党参常与黄芪、白术、山药等配伍应用；如血虚萎黄及慢性出血性疾患引起的气血两亏，则以党参配补血药如熟地黄、当归等。

党参补气兼能养血，这是它的一大特点。所以，气血两虚之气短心悸，疲倦乏力，面色苍白，头昏眼花，胃口不好，大便稀软，容易感冒，宜选用党参。实验证明，党参能使红细胞增多、血红蛋白增加，故贫血者食用党参很有益处。而因化疗和放疗引起的白细胞下降，服用党参也有促使白细胞回升的效果。

党参为甘补之品，易燥易腻，临床上不宜用于气滞有火或者正虚邪实之证，《得配本草》曰："气滞、怒火盛者禁用。"《药笼小品》言："中满有火者忌之。"《中华本草》也强调："实证、热证禁服，正虚邪实证，不宜单独应用。"党参单味服用不宜过久，用量不宜过大，以免生燥火。临证常见一些老人因用党参不当而出现便秘、口疮之症，故党参虽药力不如人参，但"火力"还是不小，不可贸然用于热证。

党参临床常用20g，单独泡服用10g，或配大枣以缓其温燥。

7. 山药

性味归经：甘，平；归肺、脾、肾经。

体悟：山药又名薯蓣，山药干品、鲜品皆可入药，《本草纲目》谓山药"干之，入药更妙"，提示山药以干品入药为佳。山药性平，补气为主，兼以养阴，属气阴两补之品。山药入肺、脾、肾三经，故能补益上、中、下三焦之气阴。

在上焦，山药补肺气，益肺阴，治疗肺气虚证、肺阴虚证。肺合皮毛，肺气虚则卫外不固，易感外邪。山药补益肺气，《金匮要略》以此为君药组成的薯蓣丸，扶正祛邪，主治肺气虚之"虚劳，风气百疾"。临床上将薯蓣丸原方改为汤剂，治疗肺脾俱虚，形羸色萎、易于感冒、寸脉浮细无力者有效。山药液浓，可滋补肺阴，主治肺阴虚之久咳少痰或痰中带血，临床可用山药配生地黄、天冬、麦冬、沙参、阿胶、太子参、桔梗、橘红等。

在中焦，本品补脾气，养胃阴，治疗脾气虚证、胃阴虚证。山药为补脾胃要药，单用或复方使用，治脾虚泄泻，可与黄芪、党参、白术、茯苓、炙甘草、莲子、薏苡仁、白扁豆等同用，如参苓白术散。山药补肾气，滋肾阴，治疗肾气虚证、肾阴虚证，可与乌药、益智仁同用，名缩泉丸。在补益肾气，主治肾虚膀胱虚寒之遗尿、尿频时，山药又可与熟地黄、山茱萸、泽泻、茯苓、牡丹皮配伍，如六味地黄丸等。

山药常用量为 15 ～ 30g；麸炒长于健脾止泻。腹胀、中焦满闷者，慎服。

8. 柴胡

性味归经：苦，辛，微寒；归肝、胆、肺经。

体悟：柴胡芳香疏泄，可升可散，善于疏散少阳半表半里之邪，又能升举清阳之气，疏泄肝气而解郁结，常用于治疗外感发热、少阳病、阳气下陷证、肝气郁结证、热入血室等。

柴胡乃少阳经药，少阳病表现为寒热往来、胸胁苦满、口苦咽干、食欲不振、舌苔薄白、脉弦等，尤其同时见到寒热往来时，即用柴胡配黄芩、法半夏、人参、生姜、大枣、炙甘草，组成小柴胡汤治疗。其中，柴胡用量一般为 10 ～ 24g。

柴胡气味芳香，性善疏散，入肝经，能疏肝解郁，可治疗肝气郁结之胸胁、乳房、少腹胀痛，闷闷不乐，月经不调等。气滞重者，用柴胡疏肝散；兼脾虚者，用逍遥散。柴胡治疗肝气郁结证，一般用量为 6 ～ 12g，醋制为宜。柴胡性轻扬，能升举阳气，引清气上行而顺阳道，故为升阳举陷之要药。阳气下陷，表现为久泻久痢、会阴坠胀、脱肛、脏器下垂、头晕目眩、气短难续、小便频数等，可加用柴胡。但柴胡升举之功，需与黄芪、升麻等配伍始收显效。《本草新编》云："柴胡提气，必须于补气之药提之，始易见功，舍补气之药，实难奏效。盖升提之力，得补更大，非柴胡之不提气也。"柴胡升举阳气，常用于补中益气汤中或升陷汤中。柴胡用于升举阳气，用量宜小，一般为 3g 左右。

现代研究表明，柴胡具有解热，抗炎，抗菌，抗病毒，保肝，利胆，镇咳，抑制胃酸分泌，兴奋胃肠平滑肌，增强免疫功能，抗癌等作用。

9. 白芍

性味归经：苦、酸，微寒；归肝、脾经。

体悟：白芍酸寒，入肝经，可养血而柔肝，主治肝气郁结、横逆犯胃之胁肋疼痛、嗳气叹息、脘腹胀满、脉弦等，常与柴胡、枳实、甘草、香附、川芎、陈皮等配伍，如柴胡疏肝散。陈士铎认为，芍药治郁证，需大剂量使用，其在《本草新编》中谓："或问郁证利用芍药，亦可多用之乎？曰：芍药不多用，则郁结之气，断不能开。世人用香附以解郁，而郁益甚，一多用芍药，其郁立解。"因此，在临证中，白芍可用于妇人因情志所致的抑郁症。

白芍养血益阴，调和营气；而桂枝祛风解表，可调和卫气，二药配伍，调和营卫，可治疗中风表虚，营卫不和之发热、自汗、恶风、脉浮缓等，如桂枝汤。

白芍为止痛的要药，《医学启源》记载白芍"其用有六：安脾经一也，治腹痛二也，收胃气三也，止泻利四也，和血脉五也，固腠理六也"。白芍可于土中泄木，治疗肝气乘脾之腹痛有功，常与当归、川芎、香附、枳实、白术等配伍，并重用白芍、川芎，组成当归芍药散。实践证明，此为治疗妇科及内科腹痛之良方。宋代以前，芍药不分赤芍、白芍，宋代始有赤、白之分，并云白补而赤泻、白养血而赤行血等，两药均为芍药的根，性寒，同反藜芦。在止痛方面，赤芍之止痛，主治瘀血疼痛；白芍之止痛，主治肝郁胁痛腹痛、血虚筋脉失养之挛急疼痛。

赤芍苦寒，善于清热凉血，活血祛瘀，又能清泻肝火，利尿通淋，可治疗血热证、瘀血证、肝火亢盛证、血淋等；白芍酸寒，长于养血，又能柔肝抑阳，敛阴止汗，可治血虚证、阴虚阳亢证、阴虚盗汗等。

一般白芍常用量为 10～30g。虚寒证患者慎服，冬月及产后虚寒者尤忌。《丹溪心法》记载："产后不可用芍药，以其酸寒伐生发之气故也。"

现代研究表明，白芍有抗溃疡，促进胃液分泌，保肝，降低转氨酶，降低胰淀粉酶活力，保护心肌，抗血栓形成，镇痛，抗惊厥，催眠，抗疲劳，调节免疫，双向调节子宫，抗菌，抗炎等药理作用。

二、验方

1. 加味半夏泻心汤

组成：党参15g，黄连6g，黄芩10g，法半夏10g，海螵蛸15g，浙贝母10g，干姜6g，大枣20个，炙甘草6g，蒲公英20g，白及10g。

功效：清补兼施，辛开苦降。

主治：消化性溃疡（活动期）并幽门螺杆菌阳性属寒热夹杂、虚实相兼证。

2. 柴平汤加减方

组成：柴胡8g，黄芩10g，姜半夏10g，姜竹茹8g，厚朴10g，苏梗6g，陈皮6g，党参15g，茯苓15g，枳实10g，炙甘草5g。

功效：疏肝理气，和胃降逆。

主治：胆汁反流性胃炎属肝胃不和证。

3. 加味痛泻要方

组成：防风10g，白芍15g，陈皮6g，炒白术15g，木香（后下）6g，枳壳6g，芡实15g，炒神曲10g，炒麦芽15g，甘草6g。

功效：抑肝扶脾。

主治：肠易激综合征（腹泻型）证属肝气犯脾，脾失健运。

4. 溃疡性结肠炎1号方

组成：太子参15g，白头翁20g，白芍20g，木香10g，秦皮10g，焦山楂10g，厚朴10g，黄芩10g，黄连5g，焦白术

10g，肉桂 5g，防风 9g，甘草 5g。

功效：温中健脾，清热燥湿。

主治：溃疡性结肠炎泄泻日行数次，腹痛腹胀者。

5. 溃疡性结肠炎 2 号方

组成：党参 15g，炒白术 12g，茯苓 12g，木香（后下）6g，炮姜 5g，砂仁（后下）6g，芡实 15g，黄芪 15g，莲子肉 15g，炙甘草 5g。

功效：温中健脾，涩肠止泻。

主治：溃疡性结肠炎久利泄泻，但大便量少而日次数较多者。

6. 自拟健脾养胃方

组成：黄芪 20g，麦冬 15g，茯苓 15g，陈皮 6g，丹参 15g，蒲公英 20g，生薏苡仁 20g，枳壳 6g，炙甘草 6g，生白术 15g，太子参 20g，干石斛 15g。

功效：健脾和胃，益气养阴，活血化瘀，清热除湿。

主治：慢性萎缩性胃炎证属气阴虚，瘀停湿困。

典型案例

一、胃痛

[案 1] 林某，男，45 岁。

主诉：胃脘部反复胀痛 15 年。

现病史：患者自述 15 年来胃脘部反复胀痛，屡服中西药效果不显，近日胃脘胀痛加重而前来诊治。来诊时见胃脘痛以胀痛为主，嗳气恶心，不思饮食，时觉胸中闷热，舌苔薄黄，脉弦细。胃镜检查：胃体黏膜红肿，斑片状充血和细微红白相同，黏膜皱襞顶端绒样充血，条片状灰白色稠液黏着于黏膜表面不易脱落，黏膜有斑点出血，少许糜烂，幽门口水肿、狭窄。

中医诊断：胃痛（胃气郁滞）。

西医诊断：慢性浅表性胃炎。

治则：理气和胃，行瘀散寒。

处方：自拟半夏二黄芍丹汤。

半夏 12g，黄连 5g，黄芩 6g，干姜 9g，党参 15g，白芍 15g，丹参 12g，檀香 6g，砂仁 6g，陈皮 15g，甘草 6g。5 剂，每日 1 剂，水煎服。

服药后，患者诸症明显好转，胃脘痛减轻。继服前方 20 剂，诸症消失。为巩固疗效，再服 20 剂，后经胃镜检查未见异常。随访 2 年，未再复发。

按：慢性浅表性胃炎大多病程较长，正气亏损较明显，故用党参、甘草补益正气，增强抗病能力，加速机体自我修复；气损日久，常累及于阳，阳伤而生寒，寒邪内踞，阻遏气机运行，痛、胀、满、闷诸症丛生，故用干姜、半夏温阳散寒；寒郁气机，阳气不得伸展布达而被格于胸中，则热郁胸中，用黄连、黄芩清泄胸中郁热；白芍疏肝解郁、敛阴；陈皮理气和中；病久易损络致瘀，用丹参、檀香、砂仁以调之。如此辨证施治，则疗效满意。

本案用方为自拟方，临证时应随证加减。中气虚明显者，去黄连、黄芩，加黄芪、桂枝；胃热偏重者加蒲公英、夏枯草；便秘者，加全瓜蒌。

［案 2］李某，女，47 岁。

主诉：胃脘反复胀痛不适 2 年。

现病史：患者 2 年来反复胃脘胀痛不适，经多方诊治，症状时轻时重，未见明显效果。近来出现胃脘隐痛加重，饭后胀甚，纳呆早饱，倦怠乏力，口苦而黏，大便不畅。舌质暗红，舌苔黄腻，脉弦滑、重按无力。胃镜检查诊断为慢性浅表性胃窦炎，伴平坦糜烂；Hp（++）。

中医诊断：胃痛（脾虚湿阻）。

西医诊断：慢性浅表性胃窦炎。

治则：益气清热化湿，和胃降逆，散结消痞。

处方：自拟益气活血清幽养胃方。

太子参 15g，白术 15g，茯苓 15g，黄芩 10g，黄连 6g，吴茱萸 3g，蒲公英 20g，半夏 10g，苏梗 10g，干姜 10g，大枣 20 个，甘草 6g。每日 1 剂，水煎服。

服上方 1 剂后，胃脘胀满隐痛等症状减轻，食纳增加，黄苔稍退，但饭后仍胀。原方加减治疗一个半月，诸症消失，食纳良好，胃镜复查见慢性浅表性胃窦炎，胃黏膜活动性炎症消失，慢性炎症轻度好转；Hp（－）。

按：本案处方由左金丸合半夏泻心汤化裁而成。方中取太子参、白术益气健脾和胃，培中气以固本。而黄连味苦性寒，清热燥湿，能清泻胃中之火；吴茱萸味辛性热，温胃散寒，可缓黄连苦寒败胃之弊，二药辛开苦降，具有泄热和胃、下气降逆之功。蒲公英味苦健胃，清热和中。全方集甘温苦辛于一炉，寓温清补消于一方，具有益气清热化湿、和胃降逆、散结消痞之功效，能纠正 Hp 相关性胃炎出现的脾胃气虚，湿热内阻，胃失和降，虚实错杂等病理改变，故能取得较好的疗效。

现代药理研究表明，太子参、黄芪、白术等补益药具有提高免疫力的作用；Hp 的抑菌试验表明，高度敏感中药为黄连、吴茱萸、甘草，大黄亦为中度敏感中药。有研究发现，蒲公英、厚朴等对 Hp 敏感，能有效抑制胃 Hp 繁殖，并灭活病原微生物在体内产生的毒素，增强免疫力和抵抗力。这些研究成果在治疗 Hp 相关性胃炎时值得借鉴。

［案 3］陈某，男，43 岁。

主诉：反复上腹胀痛 13 年。

现病史：患者 13 年来出现反复上腹胀痛，胃镜检查示胃黏膜充血水肿，胆汁中等量反流，诊断为胆汁反流性胃炎，经西药胃炎胶囊、吗丁啉、法莫替丁、洛赛克、丽珠得乐等药治疗，症情时好时坏。现痛连两胁，每遇情绪波动则胀痛尤甚，口苦，嗳气，纳减，常伴嘈杂反酸，苔薄黄，脉弦细。胃病史13年，无黑便史。

中医诊断：胃痛（肝气犯胃）。

西医诊断：胆汁反流性胃炎。

治则：疏肝理气，和胃降逆。

处方：醋柴胡6g，炒白芍15g，制延胡索10g，广木香10g，制香附10g，当归10g，炒枳壳10g，川楝子10g，炒黄芩6g，广陈皮6g，姜半夏10g，炙甘草6g，党参15g，白术10g，茯苓10g，代赭石12g，姜竹茹10g，白及粉10g，云南白药5g。7剂，每日1剂，水煎服。

服药后，患者胀痛减轻，口已不苦，舌苔转白。上方减黄芩，改木香、香附各6g，加炙鸡内金6g。

服药1个月，胃镜复查胃黏膜光滑，未见胆汁反流。随访1年，未见复发。

按：胆汁反流性胃炎的发生，肝失条达是其重要原因，中焦气机升降失和是其根本病机。本案处方以柴胡、白芍、陈皮、当归、木香、枳壳、延胡索、香附、川楝子疏肝理气止痛，党参、白术、茯苓、甘草益气健脾；代赭石、姜半夏、姜竹茹降气和胃；黄芩清胆；白及粉、云南白药调成糊状服用，既能活血消肿止痛，又能起保护胃黏膜的作用。本案处方既能疏肝理气，又能健脾和胃，扶正固本，标本兼治，对消除胆汁反流、改善慢性胃炎胃黏膜的炎变确有较好疗效。

二、腹痛

王某，男，30岁。

主诉：左侧少腹痛1年半。

现病史：患者左侧少腹痛1年半，伴大便稀薄不实、带黏冻，日行1～2次，胃呆纳少，舌苔薄腻，脉弦而缓。经某医院做乙状结肠镜检查，诊断为溃疡性结肠炎。

中医诊断：腹痛（湿阻气滞，肝脾不和，肝气乘脾）。

西医诊断：溃疡性结肠炎。

治则：抑肝扶脾，清热利湿。

处方：痛泻要方加减。

防风 15g，白芍 45g，白术 12g，木香 8g，炒薏苡仁 20g，羌活 6g，陈皮 10g，枳壳 10g，芡实 12g。7 剂，每日 1 剂，水煎服。

服药后，患者大便成形，日行 1 次，已无黏液，偶有小腹微痛，苔薄，脉弦而缓。药已对症，按原方连服 21 剂后，诸症均瘥。后以四君子汤善后调理，以巩固疗效。

按：本案久泻的主要病机是肝气乘脾。肝主疏泄，其性条达。"怒"本不伤脾而伤肝，其所以引起泄泻，是由于脾气素虚，肝失条达，横逆乘脾，则气机失调；脾失健运，清气不升，故腹痛泄泻。张景岳说："凡遇怒气便作泄泻者，必先怒时夹食，致伤脾胃，故但有所犯，即随触而发，此肝脾二脏之病也。盖以肝木克土，脾气受伤而然。"吴鹤皋云："泻责之脾，痛责之肝，肝责之实，脾责之虚，脾虚肝实，故令痛泻。"

痛泻要方原名白术芍药散，见于《景岳全书》引刘草窗方，主治肠鸣腹痛泄泻之证，每因愤怒即发生腹痛泄泻，平时常有胸胁痞闷，嗳气食少，或大便黏冻，舌淡红，苔薄白，脉两关不调，弦而缓，或弦。方中防风能发汗解表，祛风除湿，疏达肝气，升发清阳。白术能补益气血，健脾燥湿，甘温益脾胃之阳气，苦温燥脾胃之寒湿；脾喜燥而恶湿，脾司运化，得阳始运，故白术又有燥湿利水之功。陈皮促进胃液分泌，增强胃肠蠕动，促进气体排出，调整胃肠功能，止吐健胃。白芍平肝柔肝，养血缓急止痛，治腹痛下利，肝柔脾不受侮而痛除。白芍能泻肝之急，甘草能缓肝之急，故二药相伍，有酸甘定痛之功。临证活用此方，治疗慢性泄泻、肠易激综合征、溃疡性结肠炎、慢性痢疾等，均可取得较好疗效。

三、便秘

罗某，男，40岁。

主诉：大便秘结1年。

现病史：患者近1年来出现大便秘结，解时甚为困难，努挣无力，甚时一次大便要几次如厕，才能得解；粪便并不干硬，粪便大多先结后溏，有时粪块很大，亦不坚硬。若便前如得肠鸣，连连矢气，或者小便畅利，腹中即觉宽展，大便亦能较为顺利。几经求治，未见效果。不能吃通便泻下药，否则大便即随之泄泻，不能自控，而泻后仍又秘结。患者平时身体尚可，唯不耐烦劳，因工作较忙，即感不能胜任。曾经有过胃病，治疗已见改善。现饮食睡眠均可，面色晦黄，行动亦迟缓，常畏寒，饮食喜温，舌稍胖，边有齿印，苔薄腻，两手脉细，按之少力，似有涩象。

中医诊断：便秘（气虚湿阻）。

西医诊断：功能性便秘。

治则：健脾祛湿。

处方：补中益气汤加减。

升麻7g，柴胡5g，黄芪15g，党参15g，炙甘草4g，白术10g，陈皮7g，当归10g，桂枝10g，茯苓10g，防风15g，花槟榔细末（调服）3g，枳壳10g。7剂，每日1剂，水煎服。

二诊：前方用升降气机法，颇相适应，药至第3剂时，即腹中转动，上得嗳气，下又连矢气，小便亦畅行，已经大便2次，后重感大减，便解亦较顺利。效不更方，前方去槟榔末，继服7剂。

三诊：眠食均佳，便秘现象又有好转，大粪块已无，大便成条。继以上方7剂巩固疗效。

四诊：便秘之症已除，气色有较大改善，自感一身轻松。为巩固疗效，以补中益气丸善后。自此1年后大便如常，未见复发。

按：本案比较复杂，一方面是畏寒喜温，面色晦黄，行动迟缓，加之脉细而涩，舌胖有齿印，这是一派气虚现象。另一方面，是便秘后重，大便先结后溏，特别欲得矢气，欲得小便畅利，又是湿阻气滞，气迫陷下之证。

补中益气汤是李东垣根据《黄帝内经》"劳者温之""损者温之"的经旨而创制的以甘温为主的补剂。本方以黄芪为君，参、草为臣，白术补脾，当归补血，陈皮理气，均为佐药，又用升麻、柴胡为使，引黄芪、甘草甘温之气味上升，能补卫气而实表。总之，补中益气汤之功用乃为调补脾胃、升阳益气，主治身热有汗、头痛恶寒、懒言、食不知味、渴喜热饮、四肢倦怠、不耐劳作、动辄气喘、便秘、脱肛等一切清阳下陷之证，脉可见虚软无力。后世对补中益气汤的应用有了广泛拓展，大凡正虚为主，或兼夹实邪或不兼，均可以本方加减化裁。本病由于辨证准确，选方恰当，故取得了很好疗效。

陈康桂

寒热并用，攻补兼施

医家简介

陈康桂，男，1978年出生，湛江市名中医，广东省首批杰出青年医学人才，广东省第二批优秀中医临床人才；曾先后跟随全国第六批名老中医药专家学术经验继承工作指导老师肖波教授和全国第三批名老中医药专家学术经验继承工作指导老师王伯章教授学习诊疗经验，擅长中医诊治各类内科疾病。其临证诊治重视临床思维的运用，擅长"抓主症"，注重辨证与辨病相结合，喜用寒热并用、攻补兼施之剂以调节阴阳平衡，疗效显著。

临床特色

陈康桂认为，人之疾病的发生、发展、演变不外内因、外因作用导致阴阳失调，脏腑功能失衡，气血津液运行失常，故治疗上当从整体着手，复合立方以平衡阴阳为要。具体可以从以下几方面去辨证论治。

1. 注重人与自然和谐统一，即天人合一，要因时、因地、因人制宜，根据不同季节气候特点，不同地域的饮食、生活习惯，不同人群的体质特点遣方用药，才能切中病情。

2. 中西医结合，辨病与辨证相结合。只要是根据中医四诊采集的资料，综合总结出中医的"证"，再结合西医学对该病的认识，以及现代药理学的先进理念，进行选方用药，以求达到精准治疗。

3. 推崇气化，注重枢机调节。人体气、血、津、液运行正常，脏腑功能协调，阴阳平衡，则百病不生。因此，对疾病的治疗，首要是调其气、血、津、液失衡状态。气是推动血、津运行的主动力，故治疗疾病需重视气化功能，通过枢机的调节，恢复气机的升降出入功能，使血、津、液循于常道，正常输布，则脏腑功能和谐，阴阳协调平衡。

方药体悟

一、单味药

1. 麻黄

性味归经：辛、微苦，温；归肺、膀胱经。

体悟：麻黄生用发汗解表、温经止痛之力强；炙用宣肺平喘效甚佳；煎汤冷服则颇得利水消肿之功，且不致发汗。因本药具有兴奋作用而影响睡眠，最好不要在晚上服，有高血压病、心脏病、前列腺肥大者慎用。本药临床如果能合理配合他药使用，往往能左右逢源。如麻黄配桂枝可发汗解表，治风寒表证；麻黄配杏仁可宣肺平喘，并能止咳；麻黄配白术可发汗解表，散寒祛湿；麻黄配大量石膏可变辛温之性为辛凉之方，而具有辛凉宣泄、清肺平喘的作用；麻黄配熟地黄，还可治疗气血亏虚，寒痰凝滞之阴疽；同时麻黄还有提高心率和止痛作用，但这时须大剂量使用，临床上为了预防其毒副作用，往往先从 10g 开始，每次 3g 逐步递增。

2. 柴胡

性味归经：辛、苦，微寒；归肝、胆、肺经。

体悟：柴胡的功效与其剂量的大小密切相关，3～6g 主要起到升阳举陷的作用，如补中益气汤；9～15g 则有疏肝解郁的作用，如柴胡疏肝散、逍遥散等；和解退热往往需大剂量使用，一般用量为 30～50g，常配伍青蒿、黄芩、连翘等药物。

3. 蝉蜕

性味归经：甘、咸，凉；归肺、肝经。

体悟:《本草纲目》云:"蝉,主疗皆一切风热证,古人用身,后人用蜕,大抵治脏腑经络,当用蝉身;治皮肤疮疡风热,当用蝉蜕。"临床上治风热咳嗽、咽喉肿痛,蝉蜕往往伍以薄荷、牛蒡子、金银花、连翘、杏仁、玄参等;治疗风湿浸淫肌肤血脉,皮肤瘙痒等症,蝉蜕则伍以荆芥、防风、苦参、薏苡仁、土茯苓等;治疗风热上攻或肝火上炎之目赤肿痛,蝉蜕则需配伍菊花、白蒺藜、决明子、车前子等;治疗破伤风见牙关紧闭、手足抽搐、角弓反张,则蝉蜕伍以天麻、僵蚕、全蝎、白芍等;治疗小儿夜啼,蝉蜕可伍以麦冬、天冬、灯心草等。

4. 白术

性味归经:甘、苦,温;归脾、胃经。

体悟:白术为治脾胃病的常用药,临床常配合他药使用而增强功效。白术配茯苓可健脾燥湿,治疗脾虚湿困之证;白术配鸡内金可健脾消食,治脾虚食滞;白术配枳实,即为"枳术丸",具有消补兼施、健脾消痞之功;白术配半夏能祛湿化痰,善治脾虚痰湿;白术配桂枝可温阳化饮,治阳虚痰饮内停之证;白术配伍陈皮,可起到健脾燥湿、理气化痰的作用。同时大剂量的生白术还有润肠通便的作用,临床上往往配伍当归、何首乌、生白芍、甘草,治疗妇人阴血亏虚的便秘有良效。

5. 郁金

性味归经:辛、苦,寒;归肝、心、胆、肺经。

体悟:郁金为气血双治的要药,善治气滞血瘀证,也是妇科之良药,但不宜与丁香配伍使用,其中广郁金偏于理气,川郁金偏于化瘀。临床上郁金常伍以川芎、香附、青皮等治疗气滞血瘀之胸闷胁痛,月经不调;伍以川贝母、石菖蒲、连翘、牛黄等治疗高热神昏;伍以半夏、胆南星、天竺黄治疗痰蒙神窍之神昏;伍以大黄、茵陈蒿、金钱草、栀子治疗湿热内阻之黄疸。

6. 麦冬

性味归经：甘，微苦，微寒；归心、肺、胃经。

体悟：麦冬甘寒而质润，能养阴生津润燥，并能清心除烦，以清养肺胃之阴尤为擅长。临床麦冬常伍以天冬、沙参、百合等治疗阴虚肺燥之咳嗽；伍以莲子心、连翘、五味子等治疗心阴亏虚之失眠。麦冬重用还可以清肺利咽，临床伍以玄参、甘草、桔梗、板蓝根治疗急性咽喉肿痛效甚佳。

7. 熟地黄

性味归经：甘，微温；归肝、肾经。

体悟：熟地黄大剂量使用时，可加黄酒一起煎煮，一般饭后服用。熟地黄多与川芎、白芍、白术等配伍，如四物汤。

注意：脾胃虚弱之人，剂量宜小。

二、验方

1. 外感发热方

组成：柴胡 30g，黄芩 10g，葛根 30g，麻黄 6g，桂枝 10g，杏仁 10g，甘草 10g，青蒿 15g，石膏 30g，桔梗 10g，玄参 15g，薄荷（后下）10g，生姜 6g。

功效：散寒解表，清透邪热。

主治：恶寒，发热，头身疼痛，咽痛，舌红，苔薄黄，脉浮数。

2. 咳嗽方

组成：炙麻黄 6g，杏仁 10g，甘草 10g，干姜 3g，细辛 1g，五味子 6g，石膏 25g，黄芩 10g，浙贝母 15g，枳壳 10g，前胡 10g，桔梗 10g，款冬花 15g。

功效：清热化痰，宣肺止咳。

主治：咳嗽或喘，痰黄或白稠，舌红，苔黄白厚，脉弦滑。

3. 胃痛方

组成：柴胡 15g，枳壳 10g，茯苓 15g，白芍 15g，党参

15g，白术 10g，陈皮 8g，浙贝母 15g，法半夏 10g，砂仁（后下）8g，蒲公英 15g，炙甘草 10g，三七 5g。

功效：健脾和胃，理气止痛。

主治：胃脘痛，反酸嗳气，纳呆，舌淡，苔薄白，脉细。

典型案例

一、便秘

钟某，女，45 岁。

主诉：便秘 1 年余。

现病史：患者有焦虑症 10 余年，长期服用抗抑郁药治疗，近 1 年出现便秘，每次须依靠开塞露或通便药辅助，曾经多方治疗，效不显，遂求诊。患者来诊时见便秘，大便干结难解，依靠开塞露或通便药辅助，纳眠可，小便调，口中和，无便血，舌淡，苔白，脉细。

中医诊断：便秘（脾不行津）。

西医诊断：习惯性便秘。

治则：健脾润肠通便。

处方：芍药甘草汤加减。

生白术 60g，炙甘草 10g，当归 10g，白芍 30g，制何首乌 30g。5 剂，每日 1 剂，水煎服。

二诊：服药第 3 天，患者可自解大便，质软。效不更方，守方 15 剂。随访 1 个月未见便秘复发。

按：本案患者有焦虑症，肝气郁结，肝木克土，而脾弱不运，津液不行，故大便不通。方拟芍药甘草汤加生白术、当归、何首乌以助脾行津，润肠通便。方中芍药甘草汤酸甘化阴，以滋脾阴，脾阴足则散精于全身，胃肠亦当其冲，"脾主为胃行其津液"，则大便通；生白术健脾行津而通便，通便时必须生用，且用量必须大，主要用于脾虚或脾不行津的病患，现代药理研究表明，白术油具有通便的作用；伍以何首乌、当归滋阴养血而通便。芍药、甘草、生白术的使用乃此方精髓之处。

二、肺痈

周某，男，30 岁。

主诉：恶寒、发热、咳嗽、咳痰 3 天。

现病史：患者 3 天前因感冒而诱发恶寒、发热、咳嗽、咳痰等症，经自服双黄连口服液、热炎宁等效不显，遂求诊。患者来诊时见恶寒，发热，咳嗽，痰多黄稠难咳，胸闷不适，口干渴，纳眠差，大便 3 天未解，小便黄，无咳血，无气喘。体格检查：T39.6℃，咽部充血，双扁桃体无肿大，左下肺呼吸音低，双肺未闻及干湿性啰音，心脏查体无异常；舌红，舌苔黄厚，脉浮数。辅助检查：白细胞 $11.8×10^9$/L，中性粒细胞 79.5%，C 反应蛋白 23mg/L。X 线胸片：左下肺炎。

中医诊断：肺痈（痰热壅肺）。

西医诊断：左下肺炎。

治则：清肺化痰，解表散寒。

处方：麻杏甘石汤合千金苇茎汤加减。

柴胡 30g，黄芩 10g，鱼腥草 30g，生石膏 30g，半夏 10g，桔梗 10g，生姜 10g，甘草 15g，苇茎 30g，桃仁 10g，薏苡仁 30g，冬瓜仁 20g，炙麻黄 6g，杏仁 10g。2 剂，每日 1 剂，水煎服。

二诊：热已退，痰黄白，较前易咳，守原方加减。

处方：黄芩 10g，鱼腥草 30g，生石膏 30g，半夏 10g，桔梗 10g，桑白皮 15g，甘草 15g，苇茎 30g，桃仁 10g，薏苡仁 30g，冬瓜仁 20g，炙麻黄 6g，杏仁 10g。2 剂，每日 1 剂，水煎服。

三诊：痰量减少，色白易咳，纳眠改善，二便调，舌偏红，舌苔白，脉弦滑。方拟三拗汤合二陈汤加减。

处方：黄芩 10g，鱼腥草 15g，半夏 10g，桔梗 10g，甘草 6g，桃仁 10g，冬瓜仁 20g，炙麻黄 6g，杏仁 10g，枳壳 10g，薏苡仁 15g，桑白皮 15g。5 剂，每日 1 剂，水煎服。

按：本案为肺痈案，初诊痰热壅肺，兼表邪未解，故宜清肺化痰，解表散寒，方拟麻杏甘石汤合千金苇茎汤加减，用大剂量柴胡乃加强解肌退热之功。二诊热已退，痰黄白，较前易咳，表证已除，故去柴胡，加桑白皮以加强降气化痰之功。三诊热象明显减轻，故予三拗汤合二陈汤加减温清并用而收功。

三、感冒

李某，女，25 岁。

主诉：恶寒、发热 1 周。

现病史：患者 1 周前无明显诱因出现恶寒、发热，无咳嗽、咳痰等，曾在本院门诊输液消炎、口服疏风清热中药等治疗，效不显，遂求诊。患者来诊时见神疲乏力，恶寒，发热，头痛，口苦口干，纳呆，恶心，夜眠差，小便黄，大便未解，无咽痛，无咳嗽咳痰，无鼻塞流涕，舌红，苔黄，脉浮数。患者自诉经期将近。

中医诊断：感冒（太阳少阳合病）。

西医诊断：感冒。

治则：解表散寒，和解少阳，佐以清热。

处方：葛根汤合小柴胡汤加味。

柴胡 30g，黄芩 10g，党参 10g，法半夏 10g，生姜 6g，大枣 5 枚，炙甘草 10g，生麻黄 6g，桂枝 10g，葛根 30g，青蒿（后下）15g，石膏 35g，益母草 18g。2 剂，每日 1 剂，水煎服。

患者服第 1 剂药开始时恶寒、发热等改善不明显，但至下半夜时开始行经，第二天晨起时体温恢复正常；服完第 2 剂中药时，诸症消失。

按：患者恶寒、发热、头痛、脉浮数，为邪在太阳经表现，即所谓"有一分恶寒便有一分表证"；而口苦、纳呆、恶心为邪郁少阳经脉的表现，且目前处于经前发热，需谨防"热入血室"之变证；至于小便黄、大便未解、舌红、苔黄均为邪郁发热之象。目前当辨为太少合病，方选葛根汤合小柴胡汤加味以解表散寒，和解少阳，加用青蒿、石膏、益母草清透热邪而通经。患者经通邪去则病安。

四、胃痛

陈某，男，45 岁。

主诉：反复胃脘部闷痛 10 余年，加重 1 月余。

现病史：患者素嗜烟酒，有慢性胃炎史 10 余年，反复出现胃脘部闷痛，常因饮食不节诱发，经治可好转，但一直未能根治。本次缘于 1 个多月前饮食不节复作，经中西医多方治疗，效不显，遂求诊。患者来诊时见形体肥胖，胃脘部胀闷疼痛，反酸，嗳气，纳眠可，小便调，大便溏，口干苦，无黑便，舌红，苔黄腻，脉弦滑。

中医诊断：胃痛（痰热中阻）。

西医诊断：慢性胃炎。

治则：清热化痰，理气和胃。

处方：柴胡 15g，枳实 15g，白芍 15g，甘草 6g，竹茹 10g，黄连 6g，法半夏 10g，陈皮 12g，茯苓 30g，浙贝母 15g，延胡索 15g，三七粉（冲）3g，砂仁（后下）8g，瓜蒌皮 15g。7 剂，每日 1 剂，水煎服。

二诊：患者诸症明显改善，守方服 7 剂后，病情基本控制。

按：患者素体肥胖，属痰湿体质，平素饮食不节，损伤脾胃，运化失职，痰湿内生，郁而化热，阻滞气机，胃失和降而至胃痛，故予黄连温胆汤清热化痰，四逆散疏肝理气，小陷胸汤理气消痞，加用浙贝母化痰湿而抑制胃酸，加砂仁和胃降逆，考虑久病入络，故给予三七活血通络。本案方证相切，是能速效。

五、内伤发热

林某，女，77岁。

主诉：发热2月余。

现病史：因"发热2月余"于2016年10月10日入院。患者有脑梗死、糖尿病、慢性支气管炎病史多年，本次缘于2个多月前受凉后出现发热、恶寒、间咳、少痰等症，曾经清热解毒、止咳化痰中药及西医抗感染治疗，效欠佳，发热缠绵不愈，遂入院。患者入院时见神疲体倦，夜热早凉，多在下午3～5时发热，至第2天早上5～7时许，体温逐渐恢复正常，最高体温均不超过38.5℃，间咳，咳少许白痰，口干不欲饮，二便调，无盗汗，舌红，少苔，脉沉细。

中医诊断：内伤发热（邪伏阴分）。

西医诊断：发热查因。

治则：养阴透热。

处方：青蒿（后下）15g，鳖甲（先煎）15g，生地黄15g，知母10g，牡丹皮10g，柴胡30g，黄芩10g，太子参10g，半夏10g，生姜10g，大枣15g，甘草10g。3剂，每日1剂，水煎服。

二诊：药后患者诸症无改善，细察病情，患者发热前必有恶寒，且自述有冻入骨髓的感觉，则改用麻黄细辛附子汤合青蒿鳖甲汤加减以温阳散寒解表，养阴透热逐邪。

处方：生麻黄6g，附子（先煎）10g，细辛6g，防风10g，青蒿（后下）15g，鳖甲（先煎）15g，生地黄15g，知母10g，牡丹皮10g。3剂，每日1剂，水煎服。

3剂后患者热退，续服3剂，病愈出院。

按：患者发热虽2月余，但发热前必有恶寒，正所谓"有一分恶寒便有一分表证"，证明表邪未净；而寒入骨髓、脉沉细为阳虚内寒表现；夜热早凉、舌红、少苔为邪伏阴分之征；间咳、少痰为寒邪束表，肺失宣降之象，故予麻黄细辛附子汤合青蒿鳖甲汤加减以温阳散寒解表，养阴透热逐邪。本方加用防风是加强解表逐邪的作用，药证相应，是能速效。

王华

善用经方，时方并用

医家简介

王华，1973年出生，江西省南昌市人，教授，主任中医师，湛江市基层名中医，廉江市人民医院中医科主任，世界联合中医药学会风湿免疫分会常务理事，广东省中西医结合学会风湿病分会委员，广东省中医药学会风湿病分会常委，广东省中医药学会脑病分会委员，湛江市医学会风湿病分会副主任委员，湛江市中医药学会常务理事，湛江市医学会肝病学分会副主任委员，湛江市医学会脑心同治专业委员会副主任委员。

王华教授毕业于北京中医药大学，师从江苏省名中医袁士良，对风湿病、慢性肝病、功能性胃肠病、脑中风、中风后遗症、呼吸系统疾病、老年病的诊治有丰富的临床经验，所开药方药味少、用量轻，人称"王小包"。

王华教授主持广东省科技厅科研立项1项、广东省中医药局科研立项2项、湛江市科技局科研立项10项，发表学术论文12篇，参与完成的"乙型肝炎组织病理学及中西药抗乙肝纤维化系列研究"科研课题获2008年湛江市科技局科技进步奖二等奖，主持完成"中西医结合对慢性乙型肝炎肝纤维化临床病理研究"科研课题荣获2011年度廉江市科技进步奖一等奖。

临床特色

王华教授认为，辨证论治作为中医基础理论的核心理论之一，是中医学的灵魂。辨证方法包括八纲辨证、气血津液辨证、脏腑辨证、六经辨证、卫气营血辨证、三焦辨证、经络辨证。辨证方法多种多样，体现了疾病的复杂性，需要从多个角度辨识、了解疾病，外感热病习用卫气营血辨证、三焦辨证、气血津液辨证，惯用桑菊饮、银翘散、白虎汤、竹叶石膏汤、荆防败毒散等加减。消化系统、呼吸系统、神经系统等疾病习用八纲辨证、脏腑辨证、经络辨证，通过辨证论治实现阴平阳秘，脏腑调和。

临床疑难杂症，王华教授喜用六经辨证，后人研究《伤寒论》《金匮要略》中方均使用八纲辨证、气血津液辨证、脏腑辨证解释方论。小柴胡汤证"但见一证便是，不必悉具"，成为很多所谓"经方派"医生滥用经方的借口，所有的经方均有理法方药规律，凡是符合此理法方药规律均可以使用此方，而不是生搬硬套条文来指导经方使用。气候变迁、现代人生活饮食习惯均与2000多年前不同，疾病谱发生了改变，但是基本的病因病机均有据可循，经方仍然适合现代人，经方使用仍需符合理法方药规律，"观其脉证，知犯何逆，随证治之"。王华教授喜经方、时方并用，认为准确把握疾病的证，就把握了遣方用药的法门。

方药体悟

一、单味药

1. 黄芩

性味归经：苦，寒；归肺、胆、脾、小肠、大肠经。

体悟：黄芩配柴胡，清少阳而退寒热往来；配白前、桑白皮，清肺热而治咳嗽；配白术，则清热补脾而安胎；配黄连、葛根，清大肠热而治湿热泻痢；配半夏，降逆而制酸；配金银花、连翘，清热解毒而治痈肿疮毒；配白茅根凉血，治鼻衄；配茵陈蒿、金钱草，利胆而治胆石症、胆囊炎。

2. 黄连

性味归经：苦，寒；归心、肝、胆、脾、胃、大肠经。

体悟：黄连为治湿热、火郁、热毒之要药，常用治心火亢盛之烦热神昏、心烦失眠，血热妄行之吐血衄血，胃肠湿热之呕吐泻痢及热实之消渴。黄连配以黄芩、栀子等，则泻火而解热毒；配以大黄、黄芩，则泻火而止吐衄，且可治目赤口疮；配木香，则清热止痢而除腹痛；配酸枣仁清心除烦而治不寐；配栀子泻火解毒而治痈肿；配竹茹，则清胃热而止呕吐；配吴茱萸，则和肝胃而治胃痛反酸；配龙胆草清肝泻火而治目赤肿痛；配天花粉、知母、生地黄清胃火而治消渴。

3. 木瓜

性味归经：酸，温；归肝、脾经。

体悟：木瓜治风湿痹痛时常与白芍等配用；用于暑湿吐泻转筋之症，可配伍薏苡仁、蚕沙、黄连、吴茱萸等。木瓜为临床治脚气肿痛要药，可配伍吴茱萸、紫苏、槟榔；尚有消食作用，可用于消化不良症。

4. 薏苡仁

性味归经：甘、淡，凉；归脾、胃、肺经。

体悟：薏苡仁用于湿热内蕴之证，对小便短赤，可与滑石、通草等同用；对湿温病邪在气分，湿邪偏胜者，可与杏仁、豆蔻、竹叶、木通等同用。本品又具健脾之功，用于治脾虚水肿、脚气肿痛，配伍茯苓、白术、木瓜、吴茱萸等；用于脾虚有湿的泄泻、带下，可与白术、茯苓等配伍；用于湿滞皮肉筋脉引起的痹痛拘挛，常与桂枝、苍术等配合应用；治肺痈胸痛、咳吐脓痰，可与鲜芦根、冬瓜子、桃仁、鱼腥草等配伍；治肠痈，可与败酱草、附子等同用。

5. 茯苓

性味归经：甘、淡，平；归心、脾、肾经。

体悟：本品祛邪而不伤正气，实为利水消肿要药，可用于治疗寒热虚实各种水肿。茯苓与猪苓、泽泻、白术、桂枝同用，治水湿内停之水肿；与附子、生姜同用，治脾肾阳虚之水肿。茯苓补益心脾，配人参、白术、甘草为四君子汤，治脾胃虚弱之乏力、食少、便溏；配远志宁心安神，治心气虚之心悸失眠，惊恐而不安卧。

6. 防风

性味归经：辛、甘，温；归膀胱、肝、脾经。

体悟：防风解表以祛风为长，既能散风寒，又能发散风热，与荆芥作用相仿，故两药往往配合应用。防风能祛风湿而止痛，常配合羌活、防己等治疗风湿痹痛。防风治破伤风，有祛风止痉的作用，但多配合天南星、天麻、白附子等。此外，本品又有止血、止泻作用，如用于腹痛泄泻，常配合白芍、白术、陈皮等；如用于便血、崩漏，一般炒炭应用。

7. 半夏

性味归经：辛，温，有毒；归脾、胃、肺经。

体悟：半夏治湿痰冷饮，呕吐、反胃、咳喘痰多、胸膈胀满、痰厥头痛、头晕不眠；亦用于痰多咳喘、痰饮眩悸、内痰眩晕、呕吐反胃、胸脘痞闷、梅核气等症。半夏生用，外治痈肿痰核。姜半夏可降逆止呕、燥湿化痰，用于痰清稀而多之湿痰、寒痰，常配陈皮；用于各种呕吐，尤宜于湿浊中阻所致的脘闷呕吐，常配生姜、茯苓；热证呕吐，应配清热泻火药。

注意：不宜与乌头类药材同用。

8. 厚朴

性味归经：苦、辛，温；归肺、脾、胃、大肠经。

体悟：厚朴既可除无形之湿满，又可消有形之实满，为消除胀满的要药。厚朴配苍术相须为用，治湿阻中焦，脘腹胀满；配大黄、枳实，为厚朴三物汤，可下气宽中，消积导滞而治食积气滞；加芒硝，为大承气汤，以峻下热结而治热结便秘；配苏子降气平喘、祛痰止咳，治上实下虚喘咳证；配麻黄宣肺降逆、化饮止咳，而治哮病发作期寒包热证；配桂枝解肌发表、降气平喘，治宿有喘病又感风寒；配半夏燥湿消痰、下

273

气宽中，治痰气互阻之梅核气。

9. 白术

性味归经： 苦、甘，温；归脾、胃经。

体悟： 生白术燥湿、利水作用较好；炒白术、焦白术（用麸皮炒黄用，减少燥性，功偏补脾）及制白术（蒸熟用，燥性减弱，用于补脾益气）补脾胃，可与党参、甘草等配伍；消痞除胀可与枳壳等同用；健脾燥湿止泻可与陈皮、茯苓等同用。白术与黄芪、浮小麦等同用，有固表止汗之功，可治表虚自汗。此外，本品又可用于安胎，治妊娠足肿、胎气不安等症；有内热者可与黄芩等配伍；腰酸者，可与杜仲、桑寄生等同用。

10. 当归

性味归经： 甘、辛，温；归肝、心、脾经。

体悟： 本品既为补血之圣药、妇科调经之基础方，又是活血行瘀的要药。当归与黄芪1∶5配伍，为当归补血汤，补气生血，主治血虚发热证，临床常用于治疗冠心病、心绞痛等心血瘀阻者；配熟地黄、白芍、川芎，为四物汤，补血活血，调经止痛，主治月经不调、闭经、痛经等；配生姜、桂枝，兼散寒止痛，可治虚寒性腹痛；配乳香、没药或桃仁、红花活血止痛，可治跌打损伤；配金银花、玄参、甘草，为四妙勇安汤，清热解毒活血，可治脱疽；配羌活活血散寒止痛，可治风寒痹痛；配肉苁蓉补血润肠，专治血虚肠燥之便秘。

二、验方

1. 加减黄连温胆汤

组成： 黄连 3g，陈皮 10g，枳壳 10g，姜半夏 8g，姜竹茹 8g，茯苓 10g，郁金 10g，泽泻 10g，薏苡仁 15g，甘草 6g。

功效： 理气化痰，清胆和胃。

主治： 痰热内蕴证虚烦内扰，呕吐呃逆，苔腻微黄，脉弦滑。

2. 加减资生丸

组成：党参 15g，白术 15g，茯苓 15g，山药 10g，莲子肉 10g，芡实 10g，白扁豆 10g，薏苡仁 15g，橘红 6g，豆蔻 6g，泽泻 6g，神曲 15g，桔梗 5g，黄连 3g，藿香 6g，甘草 5g。

功效：益气健脾，和胃渗湿，消食理气。

主治：妊娠胎元不固，脾胃虚弱之证。

3. 加减乌梅丸

组成：乌梅 20g，细辛 3g，干姜 10g，附子 8g，川椒 10g，桂枝 10g，黄连 2g，黄柏 10g，当归 10g，党参 15g。

功效：安蛔止痛。

主治：蛔厥证，心烦呕吐，手足厥冷。

4. 加减一贯煎

组成：北沙参 15g，麦冬 10g，地黄 10g，当归 10g，枸杞子 15g，川楝子 8g，佛手 10g。

功效：滋阴疏肝。

主治：阴虚肝郁证见胸脘胁痛，口吐苦水，咽干口燥，舌红苔少，脉虚弦。

典型案例

一、腹胀

莫某，男，35 岁。

主诉：口黏作苦、头身沉重半年，加重 1 周。

现病史：患者半年前出现口黏作苦、头身沉重，近 1 周症状加重，伴胸闷，腹胀，脘痞呕恶，纳食欠佳，便溏不爽，舌红，苔黄腻，舌底脉络迂曲，脉滑数。患者腹型肥胖，腹部彩超提示重度脂肪肝，高甘油三酯、高胆固醇、高低密度脂蛋白血症。

中医诊断：腹胀（湿热内蕴夹瘀）。

西医诊断：高脂血症。

治则：清化湿热，佐予化瘀。

处方：黄连 3g，陈皮 10g，炒枳壳 10g，姜半夏 8g，姜竹茹 8g，茯苓 10g，薏苡仁 15g，郁金 10g，泽泻 15g，丹参 15g，甘草 6g。7 剂，每日 1 剂，水煎服。

二诊：口苦、胸闷消失，苔腻略黄，脉滑。热象已减轻，拟如下处方。

处方：黄连 3g，陈皮 10g，炒枳壳 10g，茯苓 10g，郁金 10g，泽泻 10g，丹参 15g，薏苡仁 15g，白术 10g，甘草 6g，姜半夏 8g，姜竹茹 5g。14 剂，每日 1 剂，水煎服。

三诊：患者仍间有腹胀，自觉腹部紧张感消失，故间断服用上方并饮食控制。

8 周后复查血脂正常，腹部彩超提示轻度脂肪肝，体重下降 8kg。

按：粤西地区环境湿热，民众嗜食肥甘、喜食生冷，以湿热质、脾虚痰湿等偏颇体质多见。湿热外邪损伤脾胃，以致脾虚失健、阳损阴虚、气郁、气滞与血瘀。高脂血症患者以湿、热、瘀为主要病机，治宜清热燥湿祛痰、活血祛瘀通络。本案谨守其旨，故效果显著。

二、泄泻

李某，男，45 岁。

主诉：反复腹泻 3 年，加重 2 周。

现病史：患者因长期在外应酬，每于过量饮酒及进食油腻食物后即腹泻，每天大便 1～3 次，便稀、黏腻，伴便前腹痛，排便缓解，寐差，曾服用清热利湿中药症状缓解不明显。舌胖质红，苔薄腻，脉弦细。

中医诊断：泄泻（脾虚夹湿热）。

西医诊断：功能性胃肠炎。

治则：清化湿热，佐予化瘀。

处方：资生丸加减。

党参 15g，白术 15g，茯苓 15g，山药 10g，莲子肉 10g，砂仁 5g，芡实 10g，白扁豆 10g，薏苡仁 15g，橘红 6g，豆蔻 6g，泽泻 6g，神曲 15g，桔梗 5g，黄连 3g，藿香 8g，白芍 15g，木瓜 10g，防风 10g，甘草 5g。14 剂，每日 1 剂，水煎服。

二诊：患者大便黏腻、便前腹痛消失，舌胖淡红，苔薄腻，脉弦细。热象已减轻，予中成药补脾资生丸长期调理。

按：慢性泄泻多责之肺、脾、肾，粤西地处岭南，气候潮湿，惯饮凉茶，日久伤脾，加之日常饮食多海鲜等肥膏厚味，脾虚湿蕴，日久化热。本案辨证为脾虚夹湿热，非健脾湿不能除，故方中以四君子汤补脾益胃，促进运化能力，以资生气血；辅以山药、莲子肉、白扁豆、芡实、木瓜而加强健脾之力；但脾喜燥恶湿，善运不停，故以藿香、豆蔻、砂仁香燥之品，醒脾开胃，用茯苓、泽泻、薏苡仁淡渗利湿，神曲助其消导，配橘红可利气化痰，温中止呕，用桔梗引清气上行，并防燥药伤肺，用黄连使湿热下降。

三、头痛

周某，女，60 岁。

主诉：左侧头面部疼痛 3 年，加重 1 个月。

现病史：患者 3 年前出现左侧头面部疼痛，曾在广州某三甲医院诊断为听神经瘤、三叉神经痛，并行伽马刀治疗，术后症状仍反复发作，长期服用西药卡马西平。近 1 个月来，患者发痛发作频繁，张大一点口、大声讲话即诱发，发作时以手掩面，坐卧不宁，伴大便次数频、黏腻，夜尿频数，每晚小便 10 余次，间有尿失禁，舌质红，苔薄黄腻，脉沉细，双寸脉弦数有力。患者体型肥胖。

中医诊断：头痛（虚实夹杂，湿热内蕴伴肾虚）。

西医诊断：三叉神经痛。

治则：清热祛湿，健脾补肾。

处方：乌梅丸加减。

乌梅20g，细辛3g，干姜10g，炮附片10g，川椒10g，桂枝10g，黄连2g，黄柏10g，当归10g，党参15g，僵蚕10g，吴茱萸5g，全蝎5g。14剂，每日1剂，水煎服。

患者服药1剂后疼痛即减轻，服用第2剂晚上已能安卧，服完14剂已2个月未发作。患者后来间有发作，但程度较轻，服用原方症状均能缓解。

按：本案患者为老年女性，体型肥胖，属痰湿体质，根据临床表现，证属脾虚湿热内蕴伴肾虚。脾虚则大便次数频；肾虚不固，则夜尿频数，每晚小便10余次；间有尿失禁，则为脾肾两虚所致；湿蕴化热，故大便黏腻。治以清上温下，清中焦湿热，温补脾肾，寒温清补并用。

四、胃痛

曹某，男，55岁。

主诉：上腹部不适多年，加重10天。

现病史：患者反复上腹部不适多年，近10天症状加重，有饱胀感，伴双胁部不适、眼干涩，多次行电子胃镜检查提示慢性胃炎，四处中西医诊治，效果均不佳。舌质红，苔薄，脉弦细。患者平素工作压力大，处事易惊，长期睡眠不佳。

中医诊断：胃痛（肝阴虚，肝强脾弱）。

西医诊断：慢性胃炎。

治则：滋阴疏肝，养血。

处方：一贯煎加减。

北沙参15g，麦冬10g，生地黄10g，当归10g，枸杞子15g，川楝子8g，熟地黄10g，陈皮10g，佛手10g。14剂，每日1剂，水煎服。

二诊：患者上腹部不适缓解，后予一贯煎合六味地黄丸加减制成膏方调理。

按：本案患者因工作压力大，应酬多，夜间睡眠差，长此以往耗伤肝阴，出现双胁部不适、眼干涩。肝体阴用阳，阴血不足，肝阳易亢乘脾，出现上腹部不适，有饱胀感。治以滋阴疏肝，养血以柔肝，则肝阳潜藏，脾运健旺。